Röntgendiagnostik
des Thorax

D1724754

John V. Forrest und David S. Feigin

Röntgendiagnostik des Thorax

Übersetzt von Monica und Gunter Kaiser
2., durchgesehene Auflage
235 Röntgenbilder

Ferdinand Enke Verlag Stuttgart 1990

Autoren:

John V. Forrest, M. D.
Professor of Radiology
Chief, Diagnostic Radiology
University of California, San Diego, School of Medicine
San Diego, California

David S. Feigin, M. D.
Associate Professor of Radiology
University of California, San Diego, School of Medicine
Chief, Chest Radiology
Veterans Administration Medical Center
La Jolla, California

Titel der Originalausgabe:

Essentials of Chest Radiology

Translation und Adaptation of the
first English language edition,
Copyright 1982 by W. B. Saunders Company,
Philadelphia, Pa. 19105.

Translated by Monica and Gunter Kaiser

Übersetzer:

Monica Kaiser
Dr. Gunter Kaiser
Langer Weg 20
7079 Böbingen/Rems

CIP-Titelaufnahme der Deutschen Bibliothek

Forrest, John V.:
Röntgendiagnostik des Thorax / John V. Forrest
u. David S. Feigin. Übers. von Monica u. Gunter
Kaiser. – 2., durchges. Aufl. – Stuttgart: Enke, 1990

  Einheitssacht.: Essentials of chest radiology ‹dt.›
  ISBN 3-432-94832-8

NE: Feigin, David S.:

Wichtiger Hinweis:
Wie jede Wissenschaft ist die Medizin ständigen Entwicklungen unterworfen. Forschung und klinische Erfahrung erweitern unsere Erkenntnisse, insbesondere was Behandlung und medikamentöse Therapie anbelangt. Soweit in diesem Werk eine Dosierung oder eine Applikation erwähnt wird, darf der Leser zwar darauf vertrauen, daß Autoren, Herausgeber und Verlag große Sorgfalt darauf verwandt haben, daß diese Angabe dem **Wissensstand bei Fertigstellung des Werkes** entspricht.
Für Angaben über Dosierungsanweisungen und Applikationsformen kann vom Verlag jedoch keine Gewähr übernommen werden. **Jeder Benutzer ist angehalten,** durch sorgfältige Prüfung der Beipackzettel der verwendeten Präparate und gegebenenfalls nach Konsultation eines Spezialisten, festzustellen, ob die dort gegebene Empfehlung für Dosierungen oder die Beachtung von Kontraindikationen gegenüber der Angabe in diesem Buch abweicht. Eine solche Prüfung ist besonders wichtig bei selten verwendeten Präparaten oder solchen, die neu auf den Markt gebracht worden sind. **Jede Dosierung oder Applikation erfolgt auf eigene Gefahr des Benutzers.** Autoren und Verlag appellieren an jeden Benutzer, ihm etwa auffallende Ungenauigkeiten dem Verlag mitzuteilen.

Geschützte Warennamen (Warenzeichen ®) werden **nicht** besonders kenntlich gemacht. Aus dem Fehlen eines solchen Hinweises kann also nicht geschlossen werden, daß es sich um einen freien Warennamen handelt.

© 1985, 1990 Ferdinand Enke Verlag, P.O. Box 10 12 54, D-7000 Stuttgart 10 – Printed in Germany

Satz und Druck: C. Maurer, D-7340 Geislingen/Steige

*Gewidmet allen Medizinstudenten
und Ärzten
der University of California, San Diego,
Washington University,
John Hopkins Medical Institution und der
Uniformed Services University of the Health Sciences*

Vorwort

Schon immer haben sich Lehrer und Kollegen unseres Hauses, allen voran Harry Mellins, Dick Greenspan, Gerry Scanlon, Dave Rockoff, Jim Potchen, John Armstrong, Stu Sagel, Paul Friedman, Elliot Lasser, Martin Donner, Stan Siegelmann, Fred Stitik, Lee Theros und John Madewell, für die Ausbildung von Medizinstudenten und nicht radiologisch tätigen Medizinern eingesetzt. Ihnen schulden wir ein Großteil unseres Sachwissens und fachlichen Könnens.

Enthusiasmus und Lernbereitschaft von Studenten und Ärzten haben uns während unserer Arbeit und Lehrtätigkeit in der Radiologie beflügelt und uns gezeigt, wie häufig sich die Rollen vertauschen und der Lehrer zum Lernenden wird. Auf einige ist der Funken übergesprungen – sie sind selbst Radiologen geworden.

Das Department of Radiology der University of California, San Diego, ist mit der Freistellung von Kollegen, selbst wenn sie nicht wissenschaftlich tätig sind, sehr großzügig; ohne diesen zusätzlichen Freiraum hätte J. V. Forrest unmöglich den radiologischen Leitfaden, der den Kern dieses Buches ausmacht, zusammenstellen können. Wir danken allen unseren Kollegen, im besonderen Paul Friedman, der als Vertreter von J. V. Forrest Mehrarbeit auf sich nahm und uns bei der Herausgabe des Manuskripts hilfreich zur Seite stand.

Daneben sind wir verschiedenen Mitarbeitern, an erster Stelle Claire Latka, für technische und organisatorische Arbeiten zu Dank verpflichtet. Die ausgezeichnete photographische Arbeit hat Yugi Oishi, M. D. ausgeführt. Die tadellose Abschrift des Manuskripts stammt von Barbara Messenger. Die zahllosen vor einer Veröffentlichung anfallenden Arbeiten wurden von Mitarbeitern der W. B. Saunders Company, namentlich Lisette Bralow, erledigt. Allen diesen Helfern danken wir von Herzen.

John V. Forrest, M. D.
David S. Feigin, M. D.
San Diego, Kalifornien

Inhalt

1 Beurteilung von Röntgenthoraxaufnahmen 1

2 Infiltrative Veränderungen 12

3 Atelektasen 19

4 Interstitielle Erkrankungen 23

5 Kleinfleckige Verschattungen und Rundherde 28

6 Vermehrte Transparenz der Lunge und chronisch-obstruktive Lungenerkrankungen 31

7 Bullöse und kavernöse Erkrankungen der Lunge 35

8 Lungenperipherie 39

9 Hilus 44

10 Mediastinum 47

11 Zwerchfell 55

12 Pleura 60

13 Bösartige Tumoren der Lunge 69

14 Metastasen und Lymphome 77

15 Lungenembolie 82

16 Granulomatöse Erkrankungen der Lunge 86

17 Pneumokoniosen und Aspiration 94

18 Kardiovaskuläre Erkrankungen 100

19 Pulmonale Komplikationen bei Intensivpflege, diagnostischen und
therapeutischen Eingriffen 115

20 Spezielle Untersuchungsmethoden der Thoraxradiologie 124

Glossar 127

Literatur 129

Register 130

Einleitung

Röntgenaufnahmen sind als diagnostisches Hilfsmittel aus dem Klinikalltag nicht wegzudenken. Prima-vista-Diagnosen aufgrund bestimmter Röntgenbefunde sind die Ausnahme; zieht man Voraufnahmen zum Vergleich hinzu und berücksichtigt das klinische Krankheitsbild, ist eine präzise Diagnose nicht selten möglich. Häufig jedoch gibt die Röntgenaufnahme lediglich Hinweise zur Differentialdiagnose.

An den Anfang eines Untersuchungsprogramms gestellt, kann die Röntgenthoraxaufnahme die Diagnose beschleunigen; dem Patienten können dadurch häufig andere Untersuchungen erspart werden.

In den Kapiteln 2–7 wird von radiologischen Veränderungen ausgehend deren Differentialdiagnose diskutiert, wie dies Lillington und Jamplis (siehe Literaturverzeichnis) beschrieben haben. In den Kapiteln 8–12 wird untersucht, welche diagnostischen Schlüsse aus der Lokalisation pulmonaler Veränderungen zu ziehen sind. Die häufigsten Lungenerkrankungen werden in den Kapiteln 13–19 beschrieben; ausführlichere Informationen, auch über seltenere Erkrankungen, sind dem Handbuch von Fraser und Paré (siehe Literaturverzeichnis) zu entnehmen.

Bei jedem einzelnen Patienten ist vom behandelnden Arzt neu zu entscheiden, ob eine Röntgenaufnahme des Thorax nötig ist oder ob darauf verzichtet werden kann. Folgende Kriterien sind zu berücksichtigen:

1. Liegt bereits eine neuere Röntgenthoraxaufnahme vor?

2. Wird diese Aufnahme nur aufgrund einer fragwürdigen Routine angeordnet: als Ergänzung der körperlichen Untersuchung, zur Operationsvorbereitung, als Bestandteil der Intensivpflege oder automatisch bei stationärer Aufnahme des Patienten?

3. Besteht möglicherweise eine Schwangerschaft?
Obwohl bei gut abgedecktem Abdomen die Strahlenbelastung für den Feten gering ist, darf nicht vernachlässigt werden, daß das Ungeborene vor allem in der Frühschwangerschaft äußerst strahlensensibel ist. Röntgenstrahlen erhöhen das Risiko von Mißbildungen und kindlichen Leukämien.

1 Beurteilung von Röntgenthoraxaufnahmen

Projektionsrichtungen

Postero-anterior (p.a.). Bei dieser Standardaufnahme steht der Patient mit dem Gesicht zur Kassette (Abb. 1–1); p.a. gibt den Strahlengang im Patienten an; um Abbildungsfehler durch Verzeichnung gering zu halten, beträgt der Röhrenabstand mindestens 180 cm.

Antero-posterior (a.p.). Dieses Projektionsverfahren wird gern bei Patienten angewandt, denen es schwerfällt, die zur p.a.-Aufnahme notwendige Haltung einzunehmen. Sie verursacht, besonders bei kurzem Röhrenabstand, eine relative Vergrö-

ßerung des Herzschattens. Dieser Strahlengang wird oft bei Aufnahmen mit fahrbarem Röntgengerät gewählt, bei denen oft die geringe und inkonstante Leistungsabgabe erschwerend hinzukommt. Beim zurückgelehnten (semilordotisch) Patienten treten die Schlüsselbeine in Relation zu den Rippen höher; der schlechte Plattenkontakt verstärkt die Abbildungsunschärfen.

Lateral. In dieser Projektion (Abb. 1–3) verläuft der Strahlengang rechtwinklig zu dem der p.a.- oder a.p.-Aufnahme. Je nachdem, ob die rechte

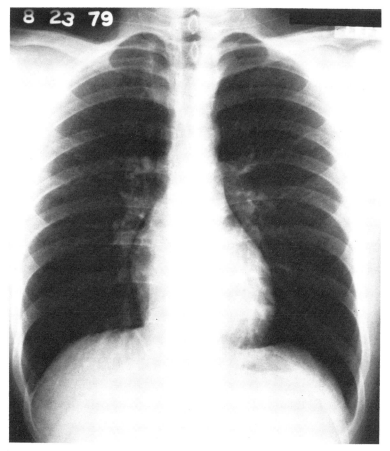

Abb. 1–1 Bei maximaler Inspiration erkennt man auf dieser gut belichteten p.a.-Aufnahme deutlich den Luftschatten der Trachea und durch den Herzschatten hindurch die seitliche Begrenzung der Wirbelsäule; sowohl Rippen wie Lungengrenzen sind scharf gezeichnet

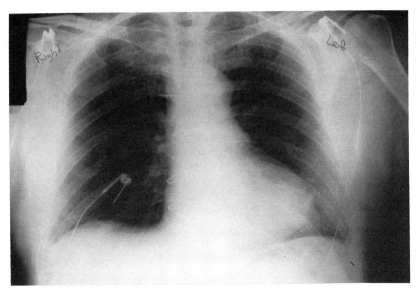

Abb. 1–2 Röntgenthorax-a.p. mit fahrbarem Röntgengerät. Trotz technischer Zugeständnisse an die Beweglich-keit des Geräts sind auch hier die gleichen Bedingungen, die an eine gute Röntgenthoraxaufnahme zu stellen sind (Abb. 1–1), erfüllt. Im Sitzen kann der Patient naturgemäß nicht so tief einatmen, wie dies im Stehen möglich ist; daneben Leitungen eines Atmungsmonitors und Drahtschlingen nach Sternotomie

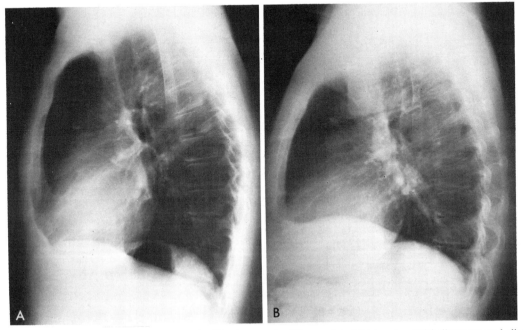

Abb. 1–3 Seitliche Thoraxaufnahme. Ein Überlappen der Rippenwinkel hinter den Wirbelkörpern und die senkrechte Übereinanderprojektion beider dorsaler Zwerchfellrippenwinkel beweisen einen streng lateralen Strahlengang (A). Schlecht eingestellte seitliche Aufnahme (B) zum Vergleich

oder die linke Körperseite der Röhre zugewandt ist, spricht man, entsprechend dem Strahlengang im Patienten, von einer dextro-sinistralen oder sinistro-dextralen Projektion. Der Wert dieser vielverwandten Aufnahmetechnik wird in neuerer Zeit von mehreren Untersuchern eingeschränkt, dies gilt vor allem, wenn 120 oder mehr kVs (siehe Glossar) angewandt werden. Die seitliche Aufnahme erlaubt, Veränderungen im oder nahe des Hilus (siehe Kapitel 9) oder den posterobasalen Lungenabschnitten und dem Retrosternalraum zu beurteilen.

Überbelichtete p.a.- oder a.p.-Aufnahme. Bei Verwendung größerer Stromstärken (mA – siehe Glossar) erhöht sich die Durchdringungsfähigkeit der Röntgenstrahlung (Abb. 1–4); bei schlechter Darstellung der Lungen sind Wirbelsäule und Mediastinum besser zu beurteilen.

1. und 2. schräger Durchmesser. Schrägprojektionen (Abb. 1–5 und 1–6) werden zu p.a.- und seitlichen Aufnahmen ergänzend hinzugezogen, wenn der Befund nur auf einer dieser Aufnahmen sichtbar ist; von besonderem Vorteil sind sie bei Veränderungen des Hilus. Um sich auf Schrägaufnahmen zu orientieren, folgt man der Trachea bis zur Karina und beachtet die Lage des Hilus zur Wirbelsäule. Von der p.a.-Grundstellung ausgehend wird bei Drehung des Patienten in den 1. schrägen Durchmesser (Fechterstellung: linke Schulter röhrennah, rechte Schulter plattennah) die Trachea links der Wirbelsäule (Abb. 1–6), im 2. schrägen Durchmesser (Boxerstellung: rechte Schulter röhrennah, linke Schulter plattennah) die Trachea rechts der Wirbelsäule erkennbar (Abb. 1–5).

Während die 45°-Schrägaufnahmen Herz und große Gefäße gut zur Darstellung bringen, erlauben

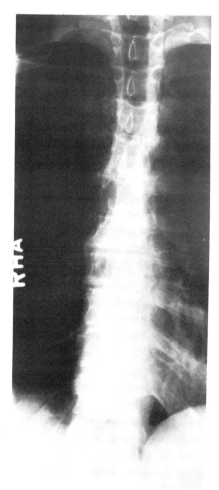

Abb. 1–4 Überbelichtete Thoraxaufnahme. Auf dieser zur Beurteilung der BWS angefertigten Aufnahme sind Herz, Hili und Lungenfelder überstrahlt. Da sich die Trachea genau über die Wirbelsäule projiziert, hebt sie sich von dieser deutlicher als bei der üblichen Röntgenthoraxaufnahme ab

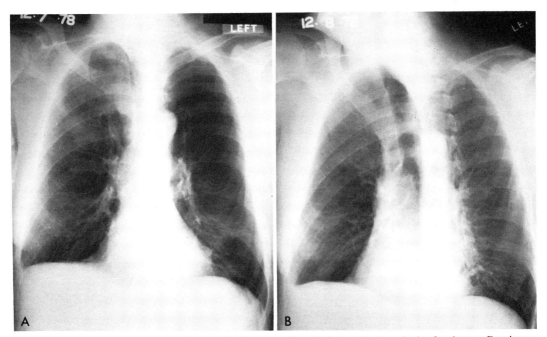

Abb. 1–5 Thoraxaufnahme im 2. schrägen Durchmesser. Unvollständige Drehung in den 2. schrägen Durchmesser (A), 45° Drehung (B). Auf beiden Aufnahmen projizieren sich ventral gelegene Strukturen (mediales Klavikula-Drittel und Trachea) rechts der Wirbelsäule. Um sich zu orientieren, folgt man der Trachea bis zur Karina; die Hili umgeben den jeweiligen Hauptbronchus

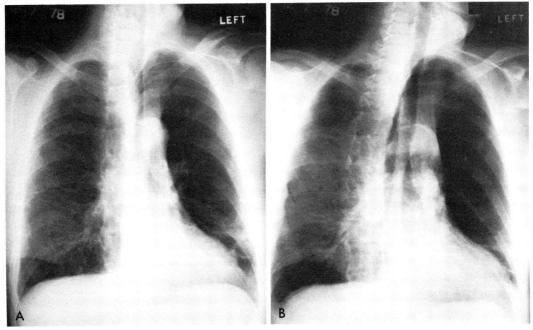

Abb. 1–6 Thoraxaufnahme im 1. schrägen Durchmesser. Unvollständige Drehung (A), stärkere Drehung (B) in den 1. schrägen Durchmesser, wobei Trachea und die medialen Schlüsselbeinanteile sich links der Wirbelsäule abbilden. Auch hier folgt man zur besseren Orientierung Trachea und Bronchien

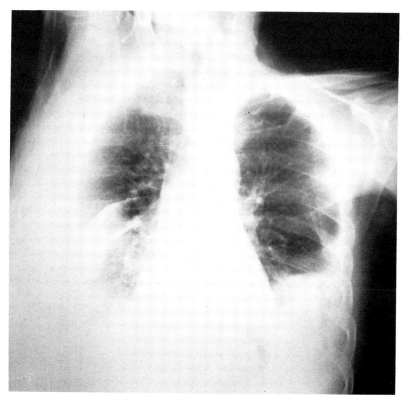

Abb. 1–7 Seitliche Aufnahme in Rechtsseitenlage. Bei diesem auf der rechten Seite liegenden Patienten erkennt man einen großen Pleuraerguß, der auf a.p.- und seitlichen Aufnahmen im Stehen (siehe Abb. 12–4) nicht nachweisbar war. Der Erguß wird auch in den seitlichen Anteilen der Lappenspalten der rechten Lunge erkennbar

halbschräge Aufnahmen (Abb. 1–5 A und 1–6 A) den besten Einblick in Lungenfelder und auf hiläre Strukturen.

Seitliche Aufnahme im Liegen. Aufnahmen in Seitenlage (Abb. 1–7) eignen sich zum Nachweis und zur Abschätzung freier Pleuraergüsse. Nicht selten ist dieses Verfahren die beste Methode, einen Pneumothorax abzusichern und von Pleuraergüssen verdeckte Lungenanteile darzustellen, wobei es sich bei Verdacht auf Pleuraerguß empfiehlt, seitliche Aufnahme sowohl in Rechts- wie in Linksseitenlage anzufertigen; die erkrankte Lunge läßt sich am besten beurteilen, wenn der Patient auf der gesunden Seite liegt.

Lungenspitzenspezialaufnahme. Um Schlüsselbeine und die ventralen Anteile der ersten Rippe über die Lungenspitze zu projizieren, wird für diese a.p.-Aufnahme der Patient angehalten, durch Anpressen der Schultern gegen den Plattenhalter die BWS zu lordosieren. Hierdurch ist es möglich, auch zarte Verschattungen, die auf der p.a.-Aufnahme verborgen bleiben, zu erkennen.

Die obersten Lungenspitzen können mit dieser Technik nicht beurteilt werden. Letztlich erübrigt sich diese Aufnahmetechnik, wenn die Standardaufnahme mit 120 oder mehr kVs geschossen wird, da hierbei überdeckender Knochen ausreichend durchstrahlt wird.

Thoraxdurchleuchtung. Sie erlaubt am besten, die Beweglichkeit intrathorakaler Strukturen, kardiovaskuläre Auffälligkeiten, besonders Verkalkungen, und die Beweglichkeit des Zwerchfells zu beurteilen.

Tomographie (Schichtaufnahmeverfahren). Bei gegenläufig gekoppelter Bewegung von Platte und Röntgenröhre werden nur die Strukturen in der Drehebene scharf abgebildet. Die in Lage und Dicke beliebig einstellbare Schicht wird im Zentimeterabstand vom Röntgentisch angegeben. Besondere Vorteile bietet dieses Verfahren bei:

1. Hilusverbreiterungen (die besten Ergebnisse erzielt man bei Drehung des Patienten aus der a.p.-Projektion um 55° in den 1. oder 2. schrägen Durchmesser).

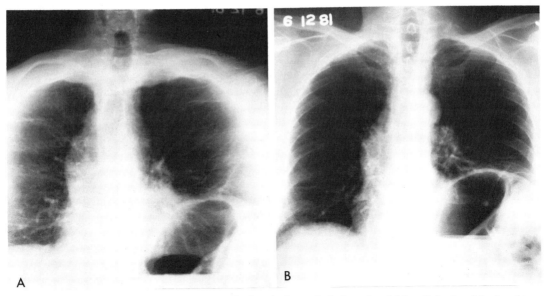

A   B

Abb. 1–8 A. Lungenspitzenspezialaufnahme. B. Standard-p.a.-Aufnahme des gleichen Patienten. Man beachte die veränderte Lage der Schlüsselbeine und der ventralen Anteile der ersten Rippen

2. Veränderungen, die vor Bronchoskopie, Nadelbiopsie oder Operation genau zu lokalisieren sind.

3. Untersuchung kleiner Tumoren metastasierender Erkrankungen.

4. Verkalkungen oder Kavernen (Schrägaufnahmen oder Durchleuchtung sind meist diagnostisch ergiebiger).

5. Mediastinalen Tumoren (bessere Ergebnisse erbringt die Computertomographie).

6. Bestimmten parenchymatösen Veränderungen wie Bronchozele, arteriovenösen Fehlbildungen, Lungenvenenanomalien und Venenkonvoluten zum Nachweis ihrer charakteristischen Form und zur Dokumentation des Krankheitsverlaufs.

Mangelhafte Bildqualität

Qualitativ schlechte Röntgenaufnahmen können die Befundung erheblich erschweren. So besteht bei Unterbelichtung die Gefahr, daß krankhafte Veränderungen in der Nähe oder hinter knöchernen Strukturen oder im Mittelschatten untergehen, während bei überbelichteter Aufnahme kleinere oder schlecht gegen die Umgebung abgegrenzte Veränderungen schlecht zu beurteilen sind oder völlig verschwinden. Bei einer gut be-

lichteten Thoraxaufnahme lassen sich kleinere Pulmonalgefäße nahezu bis an die Lungenränder verfolgen (Abb. 1–1); die Pulmonalarterien und Zwischenwirbelräume sollten im Herzschatten noch schemenhaft erkennbar sein.

Bei einer präzis eingestellten p.a.- oder a.p.-Aufnahme haben die medialen Schlüsselbeinenden gleichen Abstand von der Mittellinie (den Dornfortsätzen) (Abb. 1–5 A und 1–6 A verglichen mit Abb. 1–1). Bei ungenügender Zentrierung können krankhafte Befunde verdeckt werden oder die Kontur des Mittelschattens als pathologisch verändert mißdeutet werden.

Nur bei maximaler Inspiration im Moment der Aufnahme sind Lungenfelder, Hili und Gefäßschatten, Kontur des Mediastinum und nicht zuletzt Herzgröße und -konfiguration sicher zu beurteilen. Die Einatmung ist ausreichend, wenn sich bei p.a.-Aufnahme das anteriore Ende der rechten 6. Rippe über die rechte Zwerchfellkuppel projiziert; gleiches gilt, wenn der Herzschatten vollständig über der linken Zwerchfellkuppel sichtbar wird. Scheint sich der Herzschatten hinter dem des Zwerchfells zu „verstecken", war die Inspiration ungenügend; Ursachen hierfür sind neben mangelnder Mitarbeit nicht selten Schmerzen bei Inspiration, intraabdominelle Erkrankungen und Adipositas.

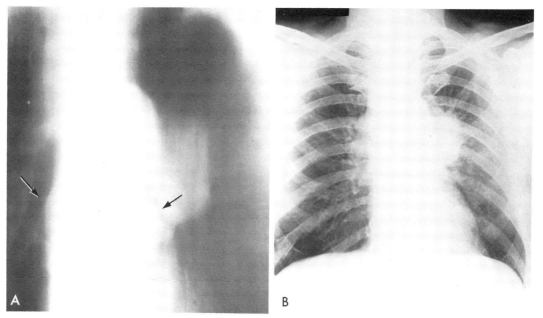

Abb. 1–9 Frontale Schichtaufnahme (A). Die Pfeile weisen auf die Lappenbronchien. Thoraxstandardaufnahme (B) des gleichen Patienten. Auf der Schichtaufnahme (Schichthöhe knapp unterhalb der Karina) erkennt man die Abzweigung des unauffälligen rechten Hauptbronchus; der linke Hauptbronchus wird durch einen soliden Tumor (Bronchuskarzinom) antero-lateral der Aorta descendens nach unten abgedrängt

Artefakte

Plattenfehler sind ein alltägliches Problem. Auffällige Befunde können durch Fremdkörper am Patienten, unsachgemäßen Umgang mit Filmmaterial oder Entwicklungsfehler (Abb. 1–10) vorgetäuscht werden. Andererseits kann es sich bei ungewöhnlichen Verdichtungen auch um Fremdkörper innerhalb des Patienten mit entsprechenden Konsequenzen für den Patienten handeln; verschluckte oder intratracheal bzw. bronchial liegende Fremdkörper, wie Kugeln oder Granatsplitter, werden nicht selten für Artefakte gehalten.

Artefakte durch Haut und Hautanhangsgebilde

Eine Vielzahl bindegewebiger und kutaner Strukturen kann auf Röntgenthoraxaufnahmen Verschattungen hervorrufen. Vorspringende Hautanhangsgebilde können durch die sie umgebende Luft einen scharf abgrenzbaren Lungentumor vortäuschen. Nicht selten weist gerade diese scharfe Begrenzung auf die Lokalisation der Verschattung hin (Abb. 1–11). Ein geläufiges Bei-

spiel hierfür sind die Brustwarzen, die sowohl einwie beidseits zur Darstellung kommen können. Gelegentlich müssen die Brustwarzen zur sicheren Identifizierung markiert werden. Besteht Verdacht auf durch Haut bzw. Bindegewebe hervorgerufene Verschattungen, hilft oft nur die Inspektion des Patienten weiter.

Auch die Brüste können zu verwirrenden Befunden Anlaß geben. Operative Entfernung der Brust, angeborene oder erworbene Aplasie oder Hypoplasie des Brustdrüsenkörpers können Dichteunterschiede hervorrufen, die man leicht als krankhaft fehlinterpretiert (Abb. 1–12). Auch kleine, dichte Brüste, wie sie bei Teenagern oder Männern mit Gynäkomastie beobachtet werden, können, besonders bei gleichzeitiger erheblicher Asymmetrie des Drüsengewebes, vor allem wenn sie in der p.a.-Aufnahme gegen die Kassette gepreßt werden, Lungenverschattungen vortäuschen. Derartige Fehldiagnosen sind zu vermeiden, wenn die typische Lokalisation berücksichtigt wird, seitliche Aufnahmen zum Vergleich herangezogen werden, der Patient untersucht wird und nicht zuletzt an die Möglichkeit derartiger Artefakte gedacht wird.

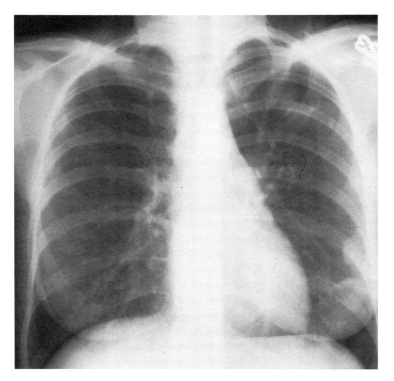

Abb. 1–10 Röntgenthorax-aufnahme mit Artefakten. In den seitlichen Anteilen des linken Lungenunterfeldes wird ein pulmonales Infiltrat durch Kleidungsstücke vorge-täuscht. In diesem Fall lassen sich die Verdichtungen be-sonders schwer als Artefakte deuten, da sich die Verdich-tungslinien nicht über die Grenzen des Lungenlappens hinweg verfolgen lassen

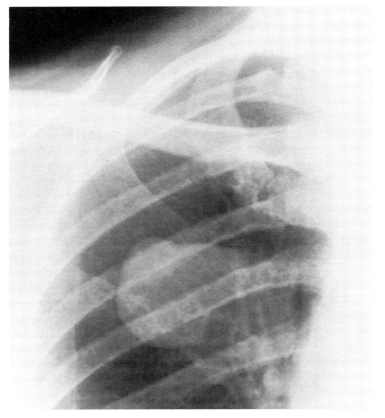

Abb. 1–11 Ein sich in das rechte Lungenoberfeld proji-zierender Hauttumor. Dieser gestielte Hautpolyp grenzt sich an seiner medialen Basis nur undeutlich, an seinen freien Rändern scharf gegen die Umgebung ab

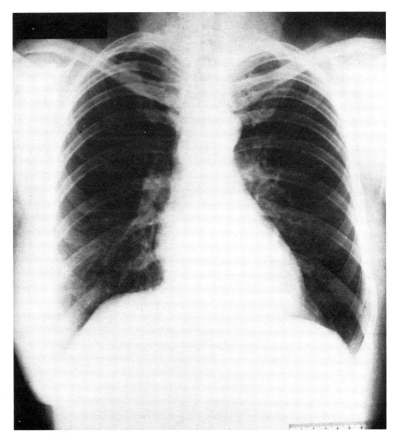

Abb. 1–12 Standardthoraxaufnahme bei einer Patientin mit linksseitiger Mastektomie. Der Eindruck einer ausgeprägten Verschattung in den seitlichen Anteilen des rechten Unterlappens, die bei flüchtiger Betrachtung als Pneumonie oder Pleuraverdickung durchgehen könnte, wird durch die Weichteilasymmetrie vorgetäuscht

Rippen

Da die Rippen die Lungen überdecken, werden Normvarianten und krankhafte Veränderungen dieser Knochen häufig als pulmonale Veränderungen fehlinterpretiert. Normvarianten wie Spaltrippen, Rippenverschmelzungen oder hypoplastische Rippen können ebenso Probleme aufwerfen wie in Heilung begriffene oder unter Kallusbildung abgeheilte Rippenfrakturen (Abb. 1–14). Ähnliches gilt für Rippenknorpelknochengrenzen und Verkalkungen in diesem Bereich, vor allem für die der ersten Rippe, die in typischer Weise hypoplastisch, unregelmäßig konfiguriert und nicht selten asymmetrisch (Abb. 1–13) aufgetrieben erscheint, was vielfach Folgeuntersuchungen auf Krebs, Tuberkulose und andere Erkrankungen nach sich zieht, wenn nicht durch entsprechende schräge oder seitliche Aufnahmen Klarheit geschaffen wird.

Gelegentlich werden die Rippen diffus infiltrierende, osteoblastische Tumoren als diffuse Lungenerkrankung mißdeutet. Tieferliegende Pulmonalgefäße und interstitielle Zeichnung werden durch eine diffuse oder homogene Zunahme der Knochendichte scheinbar akzentuiert.

Lungenuntergrenzen

Es sei hier nochmals daran erinnert, daß ein wesentlicher Teil des Lungengewebes unterhalb der Zwerchfellkuppeln liegt; dies wird auf seitlichen Aufnahmen (Abb. 1–3) besonders deutlich.

Der Effekt verstärkt sich bei Lordosierung der BWS (wie in Abb. 1–8 A). Härtere Aufnahmen der unteren Lungenfelder können, wenn Röntgenaufnahmen des Abdomens noch nicht angefertigt wurden, zusätzliche Informationen liefern.

Der falsche Patient

Fehldiagnosen und Irrtümer werden nicht selten durch unbeschriftete oder falsch zugeordnete Aufnahmen verursacht, wenn z. B. Aufnahmen in

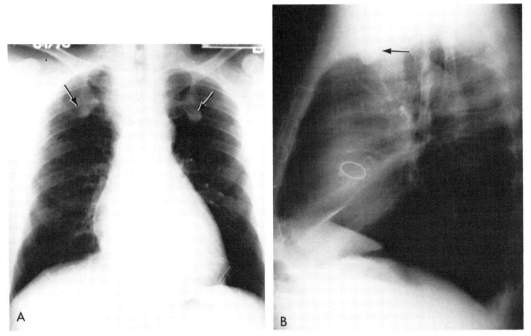

Abb. 1–13 Ausgeprägte Knorpelknochengrenzen – p.a.-Aufnahme (A). Seitliche Aufnahme (B). Bei größerer tumoröser Verdickung der Knorpelknochengrenze einer Seite besteht praktisch immer auch eine gewisse Verdickung der Gegenseite; eine asymmetrische Ausprägung dieser Auftreibungen ist die Regel

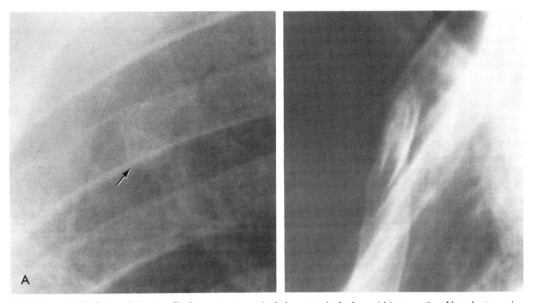

Abbildung 1–14 Rippenfraktur z.B. Lungentumor. Auf der p.a.-Aufnahme (A) tumoröse Verschattung im rechten Oberlappen. Bei Durchleuchtung in Schrägposition (B) erkennt man eine dislozierte Rippenfraktur. Die Verschattung auf der p.a.-Aufnahme wird durch Übereinanderprojektion der Bruchenden vorgetäuscht

Röntgentaschen anderer Patienten gesteckt werden. Jeder schnelle Befundwechsel oder ein dem klinischen Bild entgegenstehender Befund sollte den Verdacht auf eine Namensverwechslung wecken. Ist die Aufnahme nur ungenügend beschriftet, läßt sich durch sorgfältigen Vergleich bekannter, unveränderlicher Strukturen auf vorhandenen Aufnahmen eine Zuordnung erreichen. Besonders achte man in diesem Zusammenhang auf Hilus- und Knorpelverkalkungen, die ebenso wie die Knochenkonturen oder individuelle Normabweichungen verläßliche Vergleichskriterien sind.

Schritte zur Diagnose

Jeder Radiologe hat seine Methode – eine allgemeingültige Regel, wie Röntgenaufnahmen zu deuten sind, gibt es nicht. Einige Radiologen benutzen ein Erkennungsmuster zur Beurteilung der Röntgenaufnahme als Ganzes, während andere gedanklich eine Checkliste für alle anatomischen Strukturen und möglichen Fragestellungen abhaken.

Anfänger oder Ungeübte gehen besser, um nichts zu übersehen, systematisch vor. Wir empfehlen folgendes Vorgehen:

1. Überprüft man nach Identitätssicherung die Aufnahmequalität.

2. Achtet man im **Hals**bereich auf Verkalkungen, Asymmetrien der Halsweichteile und Auffälligkeiten der oberen Luftwege.

3. Verfolgt man **Trachea** und **Bronchien** so weit wie möglich.

4. Prüft man **Schultergelenk, Schlüsselbeine, Schulterblatt, Brustbein, Wirbelsäule und Rippen** auf Asymmetrien, Deformitäten, Frakturen, Verrenkungen und Knochenaufhellungen bzw. -verdichtungen.

5. Überprüft man die **Weichteile,** einschließlich der Brüste, auf Verkalkungen, Tumoren und Seitendifferenzen.

6. Achtet man auf freie oder umschlossene Luft **unterhalb des Zwerchfells,** auf Normabweichungen an Weichteilen und Hohlorganen sowie auf Verkalkungen.

7. Beurteilt man **das Zwerchfell** auf Lage, Kontur und mögliche Verkalkungen.

8. Verfolgt man die **Pleuraoberfläche,** wobei besonders auf freie oder umgrenzte Ergüsse, auf Adhäsionen und Verkalkungen zu achten ist. Besondere Bedeutung kommt Lage und Aussehen der großen und kleinen sowie akzessorischen Lappenspalten zu.

9. Beurteilt man **Mittelschatten einschließlich der Hiluskontur** hinsichtlich Lage und Dichte.

10. Geht man die **Lungenfelder** systematisch durch. Besondere Aufmerksamkeit gebührt den Lungenspitzen und den perihilären Bereichen insbesondere im oberen Mediastinum, da diskrete Veränderungen häufig teilweise durch Skelett und Blutgefäße dieses Gebiets verdeckt werden. Subtile Luftbronchogramme oder das Silhouetten-Zeichen (siehe Glossar) sind nicht selten Hinweise auf kleinere parenchymatöse Verschattungen bzw. Infiltrate.

Vergleich mit Voraufnahmen

Von unschätzbarem Wert für die Diagnose und Behandlung ist die Beurteilung mehrerer Aufnahmen eines Patienten in zeitlicher Reihenfolge. Nur bei sorgfältigem Vergleich mit Aufnahmen älteren und neueren Datums lassen sich Irrtümer vermeiden. Es gäbe weniger radiologische Fehldiagnosen, wenn man sich überwinden könnte, die im eigenen Haus oder anderswo zur Verfügung stehenden Voraufnahmen anzufordern.

2 Infiltrative Veränderungen

Infiltrative Veränderungen sind durch Ansammlung abnormen Materials in den sonst luftgefüllten Alveolen gekennzeichnet; sie sind charakterisiert durch

1. Konfluenz des Infiltrats;
2. unscharfe Begrenzungen, soweit die Verschattung nicht an Pleura, Lungenoberfläche oder Lappenspalt grenzt;
3. Luftbronchogramm;
4. scheinbarer Gefäßabbruch; die Lungengefäße werden vom Infiltrat überdeckt;
5. Silhouetten-Zeichen.

Derartige Infiltrate können auch als fleckige, nicht homogene „Alveolarknötchen" (Abb. 2–2) imponieren. Bei homogener und dichter Verschattung gleicht das Infiltrat einem Tumor (Abb. 2–3), während es sich bei zart fleckiger Struktur von einer primär interstitiellen Erkrankung kaum unterscheiden läßt.

Der Ausdruck infiltrative Veränderung ist dem Begriff „alveoläres Infiltrat" vorzuziehen, da schwere diffuse interstitielle Erkrankungen unter dem gleichen radiologischen Bild in Erscheinung treten können (Abb. 2–4), wenn bei konfluierender Verdickung des Interstitium Luft aus dazwischen liegenden Alveolen ausgepreßt wird.

Zu derartigen Verschattungen kann es auch bei gemischt infiltrativ-interstitiellen Erkrankungen (Abb. 2–2) kommen. Wenn alveoläres Infiltrat und interstitielle Verdickungen gleichzeitig in einem Lungengebiet auftreten, hebt die Alveolarfüllung die retikuläre Zeichnung auf, da die Alveolarluft bei Füllung der Alveolen oder Alveolenkollaps als Kontrast zum verdickten interstitiellen Gewebe wegfällt und damit eine interstitielle Erkrankung „maskiert" wird.

Zu den infiltrativen Veränderungen werden gerechnet:

A. Lokalisierte
1. lobär oder segmental: Pneumonie, insbesondere Pneumokokkenpneumonie (Abb. 2–3, 2–5), Lungeninfarkt;
2. fleckig: Pneumonie, Aspiration, Kontusion, allergische Reaktionen, Ödem, Strahlenpneumonitis (Abb. 2–6), Neoplasien, Vaskulitis;
3. tumor-ähnlich: Lungeninfarkt, Pneumonie, Hämatom, Neoplasien (Abb. 2–7), Strahlenpneumonitis.

B. Diffus: Lungenödem, Aspiration, Pneumonie, Lungenblutung (Abb. 2–2), allergische Reaktionen, Atemnotsyndrom des Erwachsenen (multikausal), Neoplasien (Abb. 2–7), alveoläre Proteinose (Abb. 2–1).

Es sei daran erinnert, daß infiltrative Veränderungen in den meisten Fällen durch Blutungen, Exsudat oder Ödem – „Blut, Eiter oder Wasser" – hervorgerufen werden. Sind diese Ursachen differentialdiagnostisch ausgeschlossen, ist an „Protein oder Zellen" als nächsthäufige Ursache zu denken.

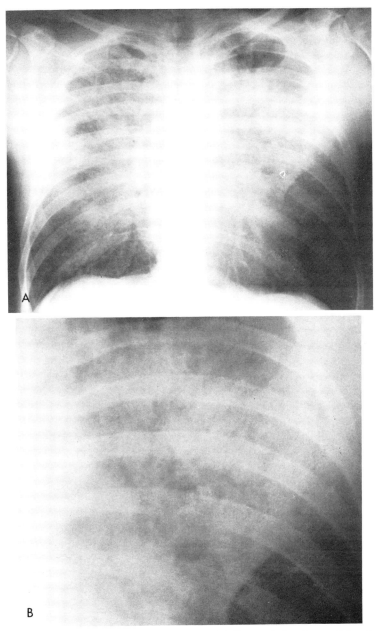

Abb. 2–1   Diffuse Verschattung bei alveolärer Proteinose. Bei dieser relativ seltenen Erkrankung füllt sich der Alveolarraum mit kohlenhydrat- und lipidhaltiger eiweißartiger Substanz, während das Interstitium völlig unberührt bleibt. Alle Kriterien des alveolären Infiltrats sind erfüllt. Das Luftbronchogramm kommt vor allem im linken oberen Lungenfeld zur Darstellung (B) (AFIP negative Nr. 73–11972)

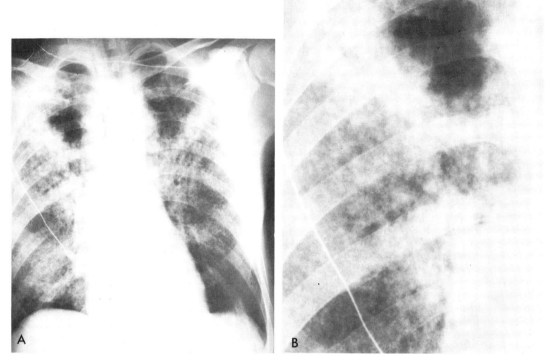

Abb. 2–2 Fleckiges alveoläres Infiltrat bei Goodpasture-Syndrom (Lungenblutungen, Lungenhämosiderose bei gleichzeitiger Glomerulonephritis). Die unregelmäßige kleinfleckige Verschattung, gut sichtbar auf der Zielaufnahme des rechten Lungenoberfeldes (B), ist durch Einblutung in die Alveolen bedingt. Bei Lungenbiopsie ließ sich neben dem alveolären Infiltrat auch eine Verdickung des Interstitium nachweisen. Radiologisch wird die Mitbeteiligung des Interstitium jedoch größtenteils durch das fleckige alveoläre Infiltrat maskiert. Lediglich in der Peripherie und im rechten Lungenunterfeld, in dem die Verschattungen weniger dicht sind, läßt sich ein retikuläres Muster (siehe auch Kapitel 4) erahnen

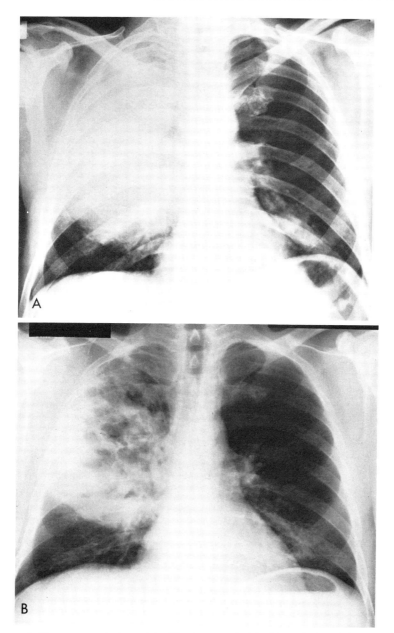

Abb. 2–3 Pneumokokkenpneumonie des rechten Oberlappens. Auf der Erstaufnahme (A) besteht eine vollständige Verschattung des rechten Oberlappens mit massivem, die Lappenspalten nach unten verdrängendem Infiltrat. Fünf Tage später (B) erkennt man nach teilweiser Aufhellung: Luftbronchogramme, zystische Strukturen in Bereichen teilweise von Infiltrat gesäuberter Alveolen, verminderte Überdehnung des rechten Oberlappens. In Abheilung begriffene Pneumonien lassen sich, wie in vorliegendem Fall, von Kavernen auf dem Boden einer nekrotisierenden Lungenerkrankung häufig nicht unterscheiden

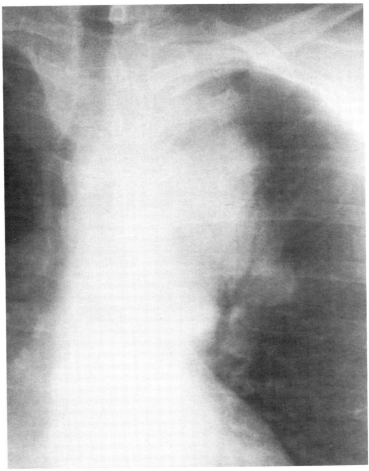

Abb. 2–4   Vom Mediastinum ausgehendes, den linken Oberlappen infiltrierendes Lymphosarkom. Bei Ausbreitung dieses Tumors in die Lunge kann es zu ausgeprägten Verschattungen mit Luftbronchogramm kommen (AFIP negativ Nr. 73–2069)

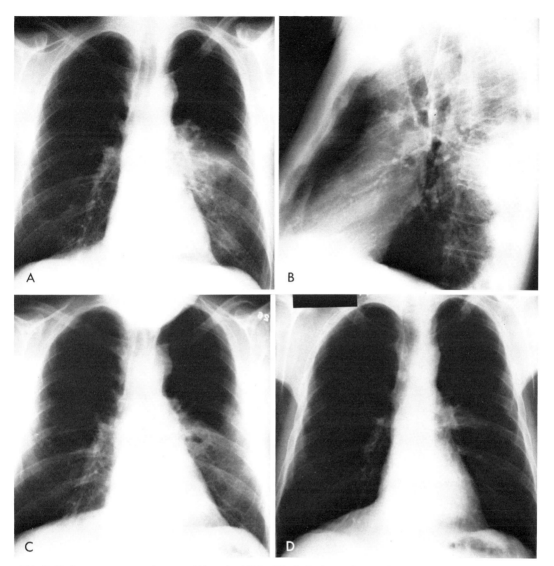

Abb. 2–5 Segmentpneumonie. p.a.- (A) und seitliche (B) Aufnahme mit Verschattung im oberen Segment des linken Unterlappens. Obwohl es sich eindeutig um ein alveoläres Infiltrat handelt, ist ein Luftbronchogramm nicht nachzuweisen; dies legt den Verdacht auf eine Verlegung des Segmentbronchus nahe. Sechs Tage später (C) kommt es zur zystischen Auflockerung der Pneumonie. Zwei Wochen später (D) ist die schwere Pneumonie unter streifiger Narbenbildung und daraus resultierender Verdrehung des linken Hilus abgeheilt

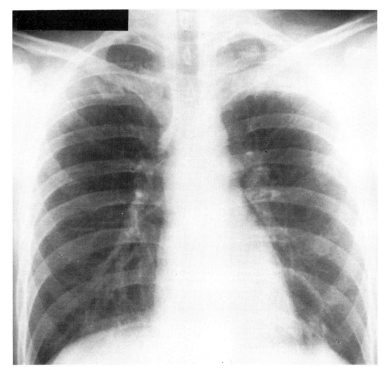

Abb. 2–6 Strahlenpneumonitis beider Lungenspitzen nach Strahlentherapie bei Morbus Hodgkin. Die zarten Verschattungen in beiden Lungenoberfeldern lassen sich von solchen infektiöser, einschließlich tuberkulöser, Genese nicht unterscheiden

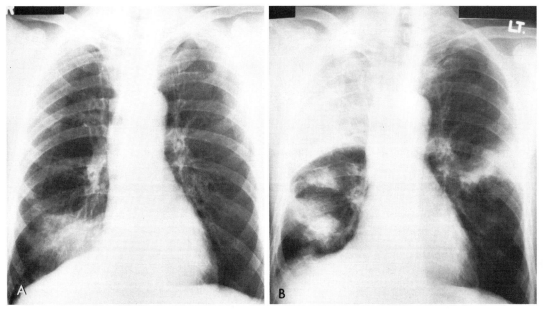

Abb. 2–7 Diffus metastasierendes Alveolarzellkarzinom des rechten Unterlappens. Dieses seltene Karzinom beginnt meist als eng umschriebene Verschattung (A). Über eine bronchogene Metastasierung kann es später zum Befall beider Lungen kommen (B) – in diesem Fall mit vollständiger Verschattung des rechten Oberlappens und zahlreichen Fleckschatten an anderer Stelle

3 Atelektasen

Atelektasen entstehen durch Kollaps oder Volumenverlust ganzer Lungenflügel, Lungenlappensegmente oder -subsegmente und weisen häufig charakteristische Röntgenbefunde, wie abnorme Zeichnung oder vermehrte Dichte betroffener Lungenabschnitte auf. Bei einem Pneumothorax mit Kollaps eines ganzen Lungenflügels kommt es zur Verlagerung des Mediastinums und Zwerchfells, solange sie frei beweglich sind, zur betroffenen Lungenseite (Abb.3–1).

Lappenatelektasen führen bei weniger ausgeprägter Verlagerung von Mediastinum und Zwerchfell zu charakteristischer Dislokation der Lappenspalten und des Hilus (Abb. 3–2). Bei sorgfältiger Prüfung erkennt man häufig auf der betroffenen Seite eine erhöhte Transparenz der überblähten Restlunge mit Aufdehnung des Gefäßbaums.

Ursachen von Atelektasen:
A. Lungenatelektase, Lobär- oder Segmentatelektase: Neoplasien (Abb. 3–2, 3–3, 3–4), Fremdkörper (Abb. 3–1), falsch liegender Trachealtubus, Sekretansammlungen, Schleimpfropfen, die Bronchien von außen komprimierende Lymphknoten (Abb. 3–5), Narbenzüge, Blutgerinnsel, Broncholithen.

B. Subsegmentatelektase (diskoid und plattenförmig): Sekrete, Schmerzhemmung aus vielfältiger Ursache, besonders bei thorakalen und abdominellen Schmerzen und Lungenembolie.

Bei unterschiedlicher Transparenz beider Lungenfelder fällt es häufig schwer zu entscheiden, ob die weniger geblähte Lunge normal bzw. die Gegenseite im Sinne eines Emphysems überbläht ist. Klarheit schafft eine Aufnahme bei vollständiger Exspiration. Das Mediastinum wird sich unabhängig von der Lage bei Inspiration zur gesunden Seite hin bewegen. Diese Bewegung erklärt sich aus der Tatsache, daß aus der gesunden Lunge bei Exspiration unabhängig von den Belüftungsverhältnissen beider Lungen mehr Luft abgeatmet werden kann.

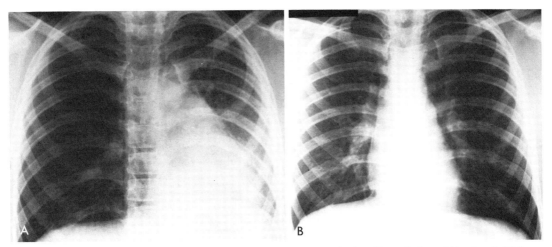

Abb. 3–1 Atelektase des linken Unterlappens bei Fremdkörperaspiration. Erstaufnahme (A) mit erheblicher Verdrängung des Mediastinum nach links, vermehrter Dichte des linken Lungenunterfeldes und Anhebung der linken Zwerchfellkuppel. Nach bronchoskopischer Entfernung des Fremdkörpers kommt es zur vollständigen Belüftung des linken Unterlappens (B)

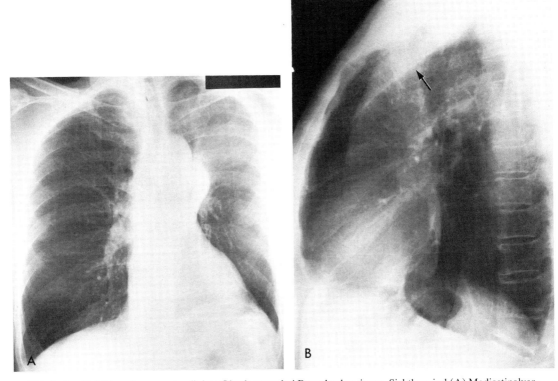

Abb. 3–2 Atelektase des gesamten linken Oberlappens bei Bronchuskarzinom. Sichtbar sind (A) Mediastinalverdrängung, Anhebung der linken Zwerchfellkuppel, Verziehung des linken Hilus mit vermehrter Dichte und Volumenverlust des gesamten linken Lungenflügels. Auf der seitlichen Aufnahme (B) erweist sich der große Lappenspalt als nach vorn und oben (Pfeil) verdrängt, hochsignifikantes Indiz einer linksseitigen Oberlappenatelektase

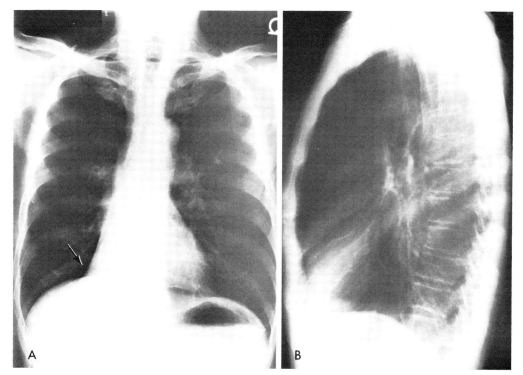

Abb. 3–3 Atelektase des gesamten rechten Unterlappens bei Bronchuskarzinom. Auf der p.a.-Aufnahme (A) erscheint der große Lappenspalt hinter dem Herzschatten; er läßt sich bis hinter den rechten Zwerchfellschatten verfolgen (Pfeil). Der Volumenverlust der rechten Lunge ist weniger ausgeprägt als in den Abb. 3–1 und 3–2. Auf der seitlichen Aufnahme (B) ist außer einer schummrigen Darstellung der rechten Zwerchfellkuppel kein krankhafter Befund zu erheben. Daß Atelektasen nur auf einer von zwei senkrecht zueinander stehenden Ebenen nachweisbar sind, ist häufig zu beobachten

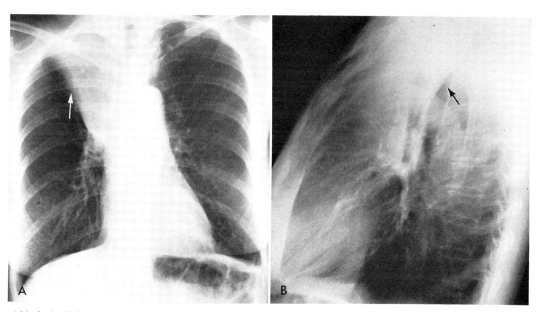

Abb. 3–4 Teilatelektase des rechten Oberlappens bei Bronchuskarzinom. Die p.a.-Aufnahme (A) zeigt das „S-sign of Golden". Es weist bei gleichzeitiger Verziehung der peripheren Anteile des kleinen Lappenspalts (Pfeil) nach oben und Verdrängung der hilusnahen Anteile nach unten auf ein hilusnahes Bronchuskarzinom hin. Auf der seitlichen Aufnahme (B) ist die Verlagerung des großen Lappenspalts (Pfeil) nach vorn oben weniger ausgeprägt als bei vollständiger Oberlappenatelektase wie in Abb. 3–2

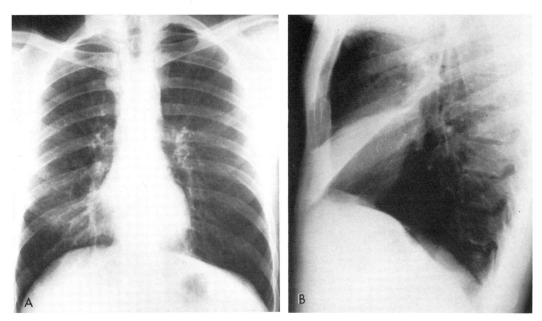

Abb. 3–5 Teilatelektase des rechten Mittellappens („Mittellappensyndrom"), möglicherweise auf dem Boden einer Bronchuskompression durch Lymphknoten. Unschärfe des rechten Herzrandes ohne sonstige Auffälligkeiten (A). Vermehrte Dichte und scharfe Begrenzung des Mittellappens mit Verlagerung des kleinen Lappenspalts nach kaudal und des großen Lappenspalts nach kranial (B)

4 Interstitielle Erkrankungen

Interstitielle Verdichtungen können sich in unterschiedlichsten Röntgenbefunden manifestieren. Typische Zeichen einer interstitiellen Lungenerkrankung sind retikuläre Muster und horizontale Streifenschatten oberhalb des Sinus phrenico-costalis (Kerley-Linien) (Abb. 4–1 und 4–2). Die retikuläre Zeichnung entsteht durch zarte sich verzweigende Linien, die, wenn sie dicker sind und miteinander konfluieren, zystische honigwabenähnliche Strukturen bilden (Abb. 4–3).

Kerley-B-Linien, dilatierte Interlobulärsepten, reichen von der Pleura um einige Millimeter (bis zu 2 cm) hiluswärts (Abb. 4–2); sie lassen sich nie bis in den Hilus verfolgen, wie dies bei Gefäßen und Bronchien der Fall ist. Kerley-B-Linien sind vor allem an der Lungenbasis feststellbar und häufig einziger Hinweis auf diskrete und diffuse interstitielle Gewebsvermehrung. Kerley-A-Linien (Abb. 4–4), ebenfalls erweiterte Interlobulärsepten, erstrecken sich bevorzugt in den oberen Lungenfeldern, vom Hilus in die Lungenperipherie. Sie lassen sich nur schwer von Gefäßen abgrenzen und kommen niemals ohne Kerley-B-Linien oder retikuläre Zeichnung vor. Kerley-C-Linien sind mit retikulärer Zeichnungsvermehrung identisch.

Fehlen retikuläre Zeichnungsvermehrung oder Kerley-Linien, so lassen sich primär interstitielle Prozesse häufig nicht sicher diagnostizieren. Verdächtig sind unregelmäßig verstreut liegende Verdichtungen, kleine unregelmäßige oder noduläre Verschattungen, wobei Mischbilder die Regel sind. Bei ausgeprägter Verdickung des Interstitiums kann es zum Kollaps der Alverolarräume unter Ausbildung größerer oder schlecht begrenzter Verschattungen mit Luftbronchogramm kommen, wie sie für eine Mitbeteiligung des Alveolarraums typisch sind (siehe Kapitel 2).

Wenn interstitielle Lungenerkrankungen typischerweise auch diffus auftreten, so kommt doch auch asymmetrischer oder örtlich umschriebener Befall vor. Gelegentlich hilft das Verteilungsmuster differentialdiagnostisch weiter; so werden chronische interstitielle Erkrankungen der Lungenbasis häufig bei Asbestose (Abb. 4–5). Sklerodermie oder rheumatoiden Erkrankungen gesehen, während es sich bei retikulo-nodulären Bildern in den Oberfeldern um eine Pneumokoniose oder ein eosinophiles Granulom handeln kann. Interstitielle Erkrankungen lassen sich so gut wie nie spezifischen Lungensegmenten zuordnen, wie dies bei vielen alveolären Lungenerkrankungen, wie Pneumonie oder Atelektase, der Fall ist.

Akute interstitielle Erkrankungen

Häufigste Ursache plötzlich auftretender Volumenzunahme des Interstitiums ist das Lungenödem (Abb. 4–4), wobei die Herzinsuffizienz ursächlich die erste Stelle einnimmt, auch wenn andere Krankheitsbilder, bei denen es zum Flüssigkeitsaustritt in das Interstitium kommt, zum akuten Lungenödem führen können.

Durch Viren oder Mykoplasmen hervorgerufene Infektionskrankheiten sind ebenfalls häufige Ursache akuter interstitieller Erkrankungen, die auch im Rahmen von Medikamentenunverträglichkeit oder allergischen Reaktionen beobachtet werden (Abb. 4–1).

Die lymphogene Tumoraussaat (Abb. 4–2), wichtige Ursache interstitieller Erkrankungen, gleicht bei flüchtiger Betrachtung dem interstitiellen Ödem; deshalb sind bei jeder diffusen interstitiellen Erkrankung außer dem Lungenödem andere Krankheitsbilder in die Differentialdiagnose einzubeziehen.

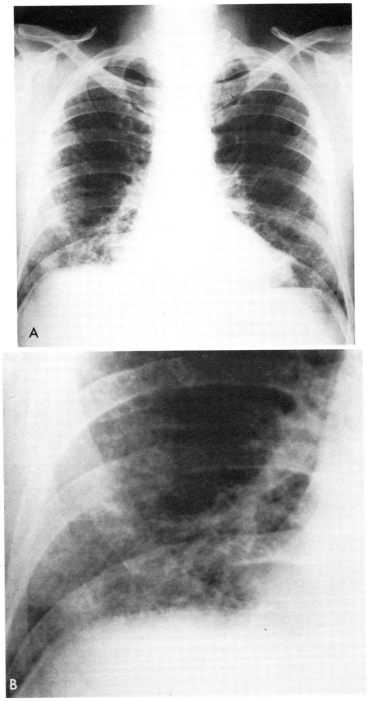

Abb. 4–1 Interstitielle Pneumonie, wahrscheinlich allergischer Genese. Auf der p.a.- (A) und der Zielaufnahme des rechten unteren Lungenfeldes (B) werden in beiden Unterlappen retikuläre Zeichnungsmuster, in alle Richtungen laufende Linien, einschließlich der für normale Bronchien und Gefäße nicht in Frage kommenden Richtungen, erkennbar. Die oberen Lungenfelder sind weniger betroffen, der Volumenverlust beider Lungenflügel hält sich in Grenzen

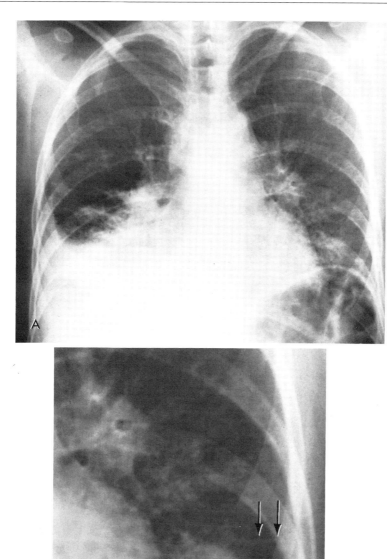

Abb. 4–2 Interstitielle Zeichnungsvermehrung durch lymphogene Aussaat eines Karzinoms (Primärtumor unbekannt). p.a.- (A) und Zielaufnahmen des linken unteren Lungenfeldes (B) demonstrieren eine noch wesentlich unregelmäßigere retikuläre Zeichnungsvermehrung als in Abb. 4–1. Nahe dem linken Sinus phrenicocostalis erkennt man (zwischen den Pfeilen) mehrere horizontale Linien, verdickte Interlobulärsepten (Kerley-B-Linien); daneben Mediastinalverbreiterung und großer rechtsseitiger Pleuraerguß

Chronische interstitielle Erkrankungen

Die Lungenfibrose ist bei weitem häufigste Ursache chronischer interstitieller Lungenerkrankungen (Abb. 4–3), wobei vielfach keine eindeutige Krankheitsursache benannt werden kann. Jede, die Lunge diffus schädigende Noxe kann letztlich zur Lungenfibrose, „Honeycomb lung" und bis zur „Lunge im Endstadium" führen.

Der Pathologe benützt den Ausdruck Wabenlunge, um die durch Narbenbildung nach schwerer Schädigung der Alveolarwände eingetretenen Gewebsveränderungen der Lunge zu beschreiben. Dieser Begriff sollte nicht auf jede radiologisch sichtbar werdende retikuläre Zeichnungsvermehrung angewandt werden, sondern der Lunge im Endstadium vorbehalten bleiben; sie ist durch unregelmäßige interstitielle Verdickungen, die sich bis weit in die Lungenperipherie verfolgen lassen und unregelmäßig umgrenzte zystische Räume, gekennzeichnet (Abb. 4–3).

Chronisch-interstitielle Lungenveränderungen werden bei rheumatoiden Erkrankungen, der Sklerodermie, der Hämosiderose, Bronchiektasien und der Bronchiolitis obliterans, aber auch bei Spätstadien der Sarkoidose, Neoplasmen, dem eosinophilen Granulom und das Gefäßsystem befallenden Kollagenosen beobachtet.

Diffuse Lungenerkrankungen als interstitiell zu deklarieren, ist ohne Nachweis retikulärer Zeichnungsvermehrung oder einer „honeycomb lung" riskant. Besser verzichtet man auf eine Zuordnung, um nicht vorschnell diffuse alveoläre Prozesse auszuschließen. So können beispielsweise frühe Stadien der pulmonalen alveolären Proteinose radiologisch unter dem Bild diffuser, kleiner amorpher Verschattungen ein interstitielles Krankheitsbild vortäuschen.

Selbst erhebliche Veränderungen interstitiellen Lungengewebes können radiologisch stumm bleiben. In diesen Fällen hilft bei klinischem Verdacht und unauffälligem Röntgenbild eine Bestimmung der arteriellen Blutgase als empfindlichstes Indiz einer interstitiellen Diffusionsstörung weiter.

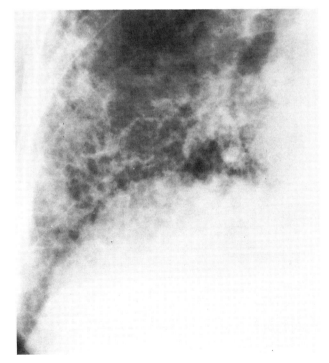

Abb. 4–3 „Honeycomb lung". Durch unregelmäßige retikuläre Zeichnungsvermehrung entstehen, vor allem in der Peripherie des rechten Lungenunterlappens, unregelmäßig geformte Zysten. Ist ein Großteil des Lungengewebes betroffen, ist der Terminus „Lunge im Endstadium" berechtigt

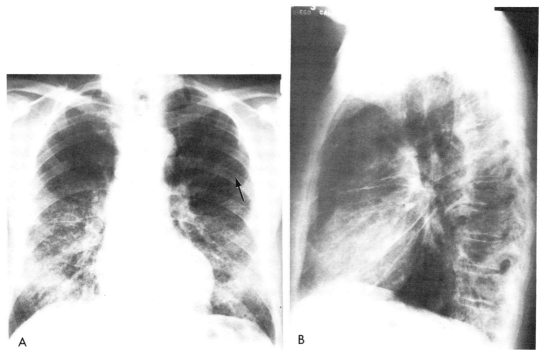

A B

Abb. 4–4 Interstitielles Ödem. Auf beiden Aufnahmen (A und B) sieht man eine diffuse retikuläre Zeichnungsvermehrung in beiden Lungenunterfeldern, verdickte Lappenspalte, Kerley-B- und Kerley-A-(Pfeil)-Linien und
eine geringfügige Verbreiterung des Gefäßbaums der Oberlappen. Bei Fehlen weiterer auf eine interstitielle
Erkrankung hinweisender Befunde läßt sich, wie in diesem Fall, das Ödem nicht von anderen interstitiellen
Erkrankungen abgrenzen

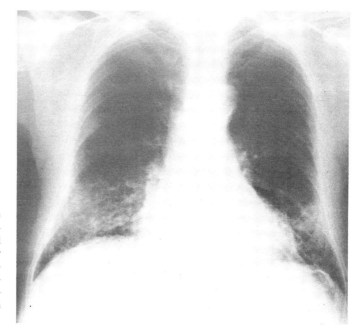

Abb. 4–5 Asbestose. Retikuläre
Zeichnungsvermehrung beider Unterlappen. Für die Asbestose sind
lineare Verkalkungen beider
Zwerchfellkuppeln pathognomonisch. Ohne sie ließe sich diese Aufnahme nahezu jeder anderen interstitiellen Erkrankung der Unterlappen
zuordnen

5 Kleinfleckige Verschattungen und Rundherde

Solide Verdichtungen der Lunge haben vielfältige Ursachen. Nur selten erlaubt der Röntgenbefund eine präzise Diagnose; meist müssen, von Ausnahmen, in denen die Verschattung deutliche Verkalkungen zeigt oder sich innerhalb von mindestens zwei Jahren nicht wesentlich verändert hat, abgesehen, zum Ausschluß eines malignen Tumors histologische bzw. mikrobiologische Untersuchungsverfahren herangezogen werden.

Verkalkungen sprechen gegen Malignität. Nur selten werden sie in nächster Nähe maligner Neoplasien beobachtet. Zentrale („Ochsenauge") oder symmetrisch-lamelläre Verkalkungen sprechen für ein tuberkulöses Granulom (Abb. 5–1). Wirblig und pop-corn-artig angeordnete Verkalkungen sind für einige Hamartome typisch.

Diffuse, kleinknotige Veränderungen sieht man bei Tuberkulose (häufig miliar), Sarkoidose, Neoplasien, eosinophilem Granulom und Silikose (Abb. 5–2).

Zahlreiche unregelmäßig verstreute Knötchen und Knoten (0,5–3 cm Durchmesser) (Abb. 5–3) sprechen für Neoplasien (vor allem Metastasen), Sarkoidose, Tuberkulose, Lungeninfarkt, Silikose, rheumatoide Erkrankungen, Vaskulitis, septische Mikroembolien und arterio-venöse Fehlbildungen. In der Regel liegen kleine, scharf begrenzte und gleichmäßig verteilte Knötchen primär im Lungeninterstitium; sie werden durch hämatogen metastasierende Erkrankungen oder granulomatöse Erkrankungen (infektiöse oder nicht infektiöse) hervorgerufen. Bei großen, schlecht gegen die Umgebung abgegrenzten, lokkeren und ungleichmäßig verteilten Knoten handelt es sich meist um alveoläre Infiltrate (siehe Kapitel 2); Luftbronchogramme sind nicht selten.

Jeder der o. g. nodulären Läsionen kann auch als solitärer Knoten oder Tumor in Erscheinung treten. Die meisten Solitärknoten werden durch Neoplasien, tuberkulöse Granulome, Hamartome, Abszesse oder Infarkte (Abb. 5–4), seltener durch Pneumonien, Lungensequestration, venöse Gefäßknäuel und arteriovenöse Fehlbildungen hervorgerufen. Veränderungen der Brustwand (Brustwarzen, Naevi, Atherome, Lipome, Rippenkallus) und Pleuraverdichtungen sowie Artefakte können noduläre Lungenveränderungen vortäuschen (siehe Kapitel 1). Lassen sich auf p.a.- und seitlichen Aufnahmen knotige Verdichtungen nicht im Lungenparenchym lokalisieren, müssen körperliche Untersuchung oder entsprechende Schrägaufnahmen zur Sicherung der Diagnose herangezogen werden. Bleibt die Genese eines Knotens oder Tumors unklar, sind bis zum Ausschluß eines malignen Tumors weitere Untersuchungen anzuschließen; häufig hilft schon ein Vergleich mit Voraufnahmen weiter.

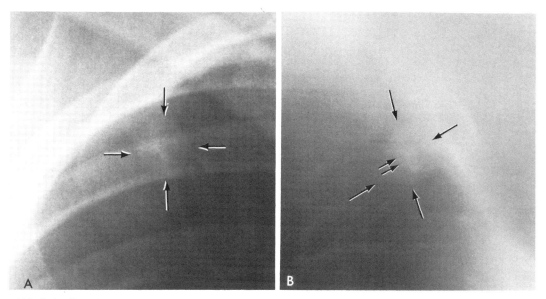

Abb. 5–1 Granulomatöses Infiltrat – möglicherweise Histoplasmose – des rechten Oberlappens. Die Zielaufnahme (A) zeigt ein nahe der Lungenperipherie gelegenes, schlecht gegen die Umgebung abgegrenztes Knötchen, das durch die posterioren und anterioren Rippen teilweise verdeckt ist. Die Schichtaufnahme im überdrehten schrägen Durchmesser (B) deckt Verkalkungen (Doppelpfeil) in Tumormitte auf; weitere Untersuchungen zum Ausschluß eines bösartigen Tumors erübrigen sich

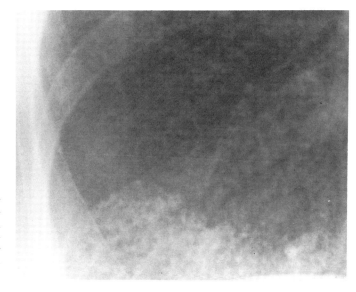

Abb. 5–2 Miliare Knoten bei Miliartuberkulose. Bei Ausschnittvergrößerung erkennt man im rechten unteren Lungenfeld zahlreiche kleine, uniforme Knötchen, wie sie für noduläre Verdickungen des pulmonalen Interstitiums typisch sind

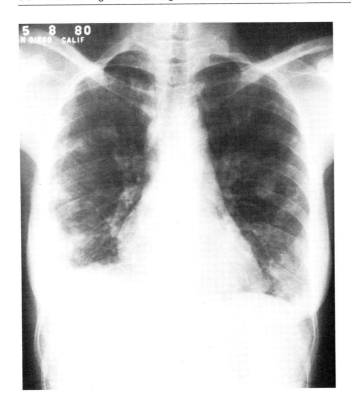

Abb. 5–3 Septische Embolie mit Ausbildung multipler, in Größe und Form wechselnder, ungleichmäßig über die Lunge verteilter, exkavierter Knoten. Daneben rechtsbasaler Pleuraerguß

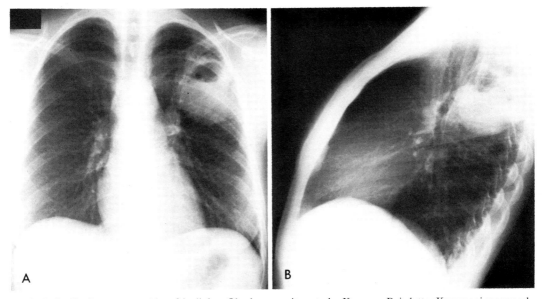

A   B

Abb. 5–4 Großer pyogener Abszeß im linken Oberlappen mit zentraler Kaverne. Bei glatter Kaverneninnenwand und dünner oberer Kavernenwand ist ein gutartiger oder entzündlicher Prozeß wahrscheinlicher als ein malignes Geschehen (siehe Kapitel 7). Auf der seitlichen Aufnahme (B) verdrängt der Tumor den großen Lappenspalt nach unten

6 Vermehrte Transparenz der Lunge und chronisch obstruktive Lungenerkrankungen

Eine vermehrte Strahlentransparenz einer oder beider Lungen oder in Teilen einer oder beider Lungen ist ein häufiger radiologischer Befund. Es kann sich handeln um:

1. Röntgentechnische Faktoren. Bei Dezentrierung des Streustrahlenrasters oder schlechter Einstellung des Patienten zur Filmkassette kann es zu ungleichmäßiger Durchstrahlung des Gewebes mit einseitig vermehrter Strahlentransparenz oder erhöhter Dichte einer Lunge kommen.

2. Krankhafte Veränderungen der Brustwand, z. B. bei Weichteilasymmetrien, besonders nach Mastektomie (Abb. 1–12).

3. Air trapping.

   a) Aufgrund eines Kugelventilmechanismus in den Hauptbronchien (Abb. 6–1), z. B. durch ein auf den Bronchus drückendes oder innerhalb des Bronchus wucherndes Neoplasma, vergrößerte Lymphknoten, Fremdkörper, Broncholithen oder Mukosaverdickungen bei granulomatösen Erkrankungen und Amyloidose.

   b) Bei Asthma bronchiale, Bronchitis und Mukoviszidose mit umschriebenem oder diffusem Emphysem (Abb. 6–2).

   c) Bei entzündlichen Erkrankungen der kleinen Bronchien, wie bei Bronchiolitis obliterans mit lokalisiertem oder diffusem Emphysem.

   d) Bei fleckförmiger oder diffuser Zerstörung von Lungengewebe bei fortgeschrittenem Emphysem (Abb. 6–3).

4. Verminderte Durchblutung.

   a) Sekundär bei parenchymatösen oder bronchialen Krankheitsbildern (Abb. 6–4).

   b) Bei Lungenembolie.

   c) Bei arterieller Hypertension im Kleinen Kreislauf (Verbreiterung der Hilusgefäße und sprunghafte Kaliberreduktion der peripheren Lungengefäße).

   d) Durch primäre oder sekundäre Neoplasien, die die arterielle Lungenstrombahn beeinträchtigen.

   e) Angeborene Fehlbildungen im Bereich des Herzkreislaufsystems oder des Bronchialbaums.

5. Ein bullöses Emphysem, kleinere Lungenbläschen und Pneumatozelen (Abb. 6–5).

6. Einen Pneumothorax.

7. Ein kompensatorisches Emphysem bei Volumenverlust benachbarter Lungensegmente oder -lappen.

Die Diagnose einer chronisch-obstruktiven Lungenerkrankung (Chronische Bronchitis, Emphysem, Asthma) läßt sich bei der Hälfte der mittel- bis schwerkranken Patienten radiologisch stellen (Abb. 6–2 und 6–3). Häufigster radiologischer Befund ist ein diffuses Air trapping mit vermehrtem Lungengesamtvolumen, kenntlich an tiefstehenden, abgeflachten Zwerchfellkuppeln, einem vergrößerten a.p.-Durchmesser des Thorax und vermehrter Transparenz des Retrosternalraums. Verläßliche Zeichen schwerer Destruktion des Lungenparenchyms sind seine verminderte Lungendurchblutung und größere Emphysemblasen. Bullae und kleinere Emphysemblasen (Abb. 6–5) kommen auch bei Patienten ohne generalisierte obstruktive Lungenerkrankung vor; multiple Bullae sind jedoch in der Regel Hinweis auf ein schweres Emphysem. Sind, besonders bei jüngeren Individuen, die unteren Lungenfelder bevorzugt emphysematisch gebläht, sollte ein Alpha-I-Antitrypsinmangel als mögliche Ursache in Erwägung gezogen werden.

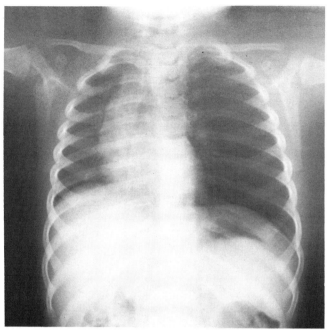

Abb. 6–1 Obstruktives Emphysem bei Fremdkörper (Erdnußkern im linken Hauptbronchus). Durch Kugelventil-mechanismus kommt es bei ungehinderter Inspiration und gleichzeitig behinderter Exspiration zum air trapping mit Überblähung der linken Lunge; das linke Zwerchfell ist nach unten, das Mediastinum nach rechts verdrängt

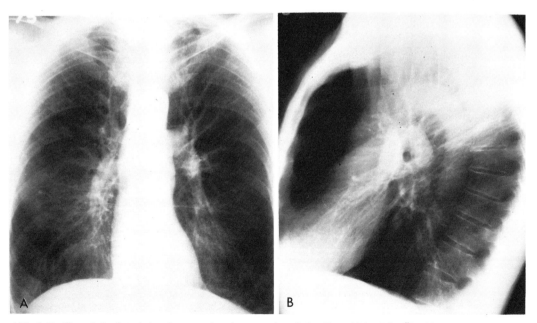

Abb. 6–2 Chronisch-obstruktive Lungenerkrankung – chronische Bronchitis. Die Überblähung der Lungen kommt sowohl auf der p.a.- (A) wie auf der seitlichen Aufnahme (B) zur Darstellung. Der entscheidende Befund, die Abflachung der Zwerchfellkuppeln, ist vor allem auf der seitlichen Aufnahme erkennbar. Die Durchblutung beider Lungenfelder erscheint nicht wesentlich eingeschränkt

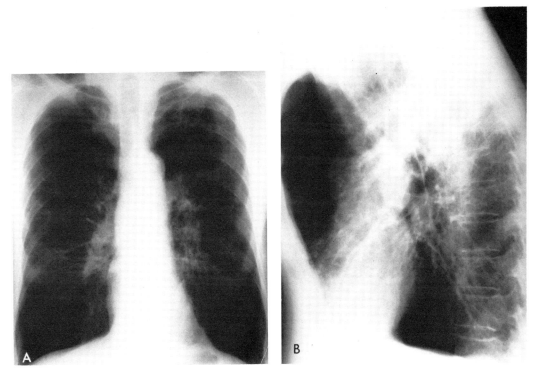

Abb. 6–3 Chronisch-obstruktive Lungenerkrankung – fortgeschrittenes Emphysem. Wie in Abb. 6–2 kommt die Überblähung sowohl auf der p.a.- (A) wie auf der seitlichen Aufnahme (B) zur Darstellung. Wieder ist die Abflachung der Zwerchfellkuppeln zu beobachten; im Gegensatz zur chronischen Bronchitis ist die Durchblutung der Lungen, vor allem in der Lungenperipherie, beidseits vermindert; eine sichere Korrelation zwischen Röntgenbefund und Lungenfunktionstest besteht nicht

Abb. 6–4 Swyer-James-Syndrom – Air trapping in beiden Unterlappen, verminderte Durchblutung in beiden Unterlappen und dem rechten Oberlappen. Der einzig nicht betroffene Lungenabschnitt mit normaler Blutversorgung ist der linke Oberlappen. Bei diesem Krankheitsbild führt eine pulmonale Infektion in früher Kindheit zur Bronchiolitis obliterans und ungenügender Vaskularisierung eines oder mehrerer Lungenlappen. Bei immer verminderter Vaskularisierung können die befallenen Lungenlappen jedoch normal- oder unterbelüftet sein oder durch Air trapping emphysematisch gebläht erscheinen

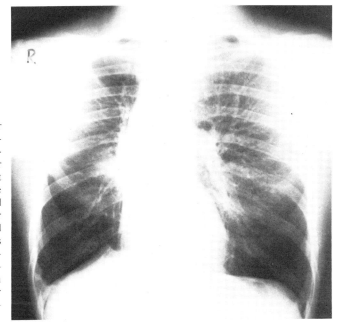

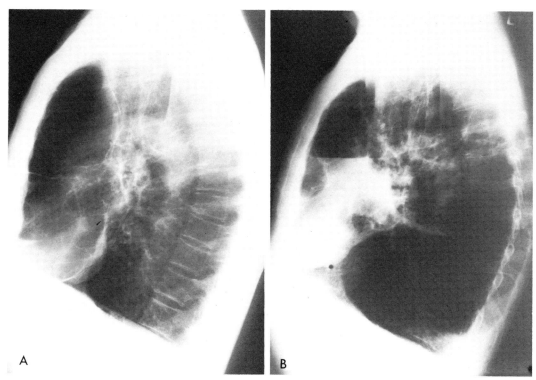

Abb. 6–5 Bullöses Emphysem. Auf den seitlichen Aufnahmen erkennt man im anterioren Lungenfeld ein großblasiges bullöses Emphysem (A). Im Verlauf einer Pneumonie kam es bei diesem Patienten zu einem Exsudat innerhalb der Bullae und freiem Pleuraerguß (B)

7 Bullöse und kavernöse Erkrankungen der Lunge

Dünnwandige Hohlraumbildungen

Bullae, kleinere Bläschen und Zysten sind schwierig voneinander zu trennen und häufig klinisch von geringer Relevanz, solange sie nicht Folge zystischer Bronchiektasen sind oder sich sekundär infizieren. In diesem Fall wird die Wand des Hohlraums dicker, gelegentlich kommt es zur Ausbildung eines Flüssigkeitsspiegels (Abb. 6–5). Dünnwandige Läsionen sind entweder angeborene Fehlbildungen, Folge eines Emphysems, vorausgegangener Infektionen, Traumen oder erweiterte chronisch infizierte Luftwege (zystische Bronchiektasie) (Abb. 7–1 und 7–2).

Kavernen

Der Begriff Kaverne impliziert Untergang von Lungenparenchym in Form einer zentralen Nekrose mit und ohne Anschluß an Bronchiallumina. Zu den meist schweren Krankheitsbildern gehören:

1. Infektionen: bakterielle Pneumonie, Lungenabszeß nach Aspiration, septischer Embolie (Abb. 7–3), Tuberkulose und andere granulomatöse Infektionen (Abb. 7–4); sowie parasitäre Erkrankungen wie Amöbiasis, Echinokokkose (E. alveolaris), Paragonimiasis (Lungenegel).

2. Neoplasien: primäre oder metastasierende Malignome, besonders vom epidermalen Zelltyp (Abb. 7–5); Morbus Hodgkin.

3. Vaskulitis und/oder Kollagenerkrankungen: Wegener Granulomatose, septische Granulomatose und rheumatoide Erkrankungen.

Zur Differentialdiagnose kavernöser Lungenerkrankungen gibt der Charakter der Kavernenwand wesentliche Hinweise. Durch bösartige Tumoren verursachte Kavernen haben, selbst wenn die äußere Begrenzung scharf gezeichnet oder verwaschen ist (Abb. 7–5), eine noduläre unregelmäßig begrenzte Wandung. Gutartige und entzündliche Kavernen haben in der Regel eine glatte Innenwand (Abb. 7–3 und 7–4). Je dicker die Kavernenwand ist, umso wahrscheinlicher handelt es sich um einen bösartigen Prozeß; eine Ausnahme bilden sich schnell (innerhalb weniger Tage) entwickelnde Kavernen traumatischer oder infektiöser Genese.

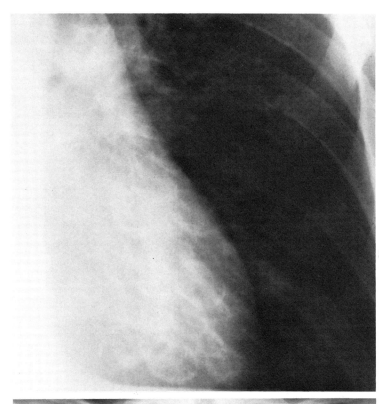

Abb. 7–1 Zystische Bronchiektasie des linken Unterlappens. Die zahlreichen dünnwandigen Zysten entsprechen chronisch-entzündlich erweiterten Bronchien. Diese zu den Luftwegen in Beziehung stehenden Veränderungen lassen sich häufig schwierig von Hohlraumbildungen anderer Genese unterscheiden

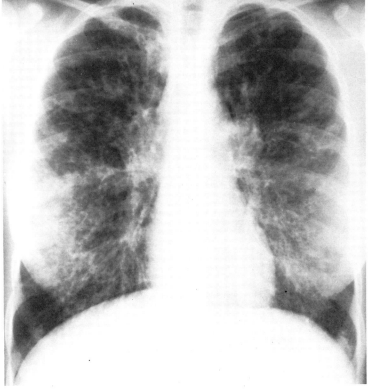

Abb. 7–2 Schwere zystische Bronchiektasie bei Mukoviszidose. Hier mischt sich das durch Narbenbildung nach zahlreichen vorangegangenen Pneumonien entstandene interstitielle Muster mit – wie bereits in Abb. 7–1 gezeigt – dem der zystischen Bronchiektasie. Wie für die Mukoviszidose typisch, sind Bronchiektasen, vor allem in den oberen Lungenabschnitten, in diesem Fall im rechten oberen Lungenfeld, vorherrschend

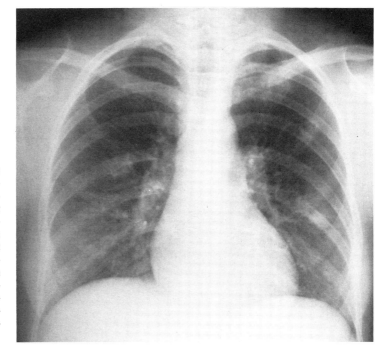

Abb. 7–3 Septische Embolie mit zahlreichen kavernösen Läsionen. Ursache der hämatogenen Infektion war bei dieser Drogenabhängigen eine kontaminierte Injektionsspritze. In beiden Lungenfeldern erkennt man zahlreiche, schlecht abzugrenzende Knoten; aus einigen haben sich durch zentrale Einschmelzung zartwandige Kavernen, wie sie für Hohlraumbildungen entzündlicher Genese typisch sind, entwickelt

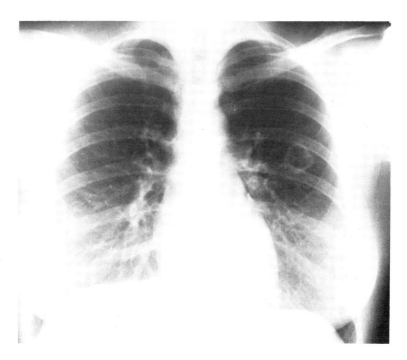

Abb. 7–4 Kokzidioidomykose. Bei dieser im Südwesten der Vereinigten Staaten häufigen Mykose entwickeln sich im Verlauf der Erkrankung charakteristische glatt- und dünnwandige Kavernen. Die zarte Innenkontur schließt mit großer Sicherheit ein bösartiges Geschehen aus

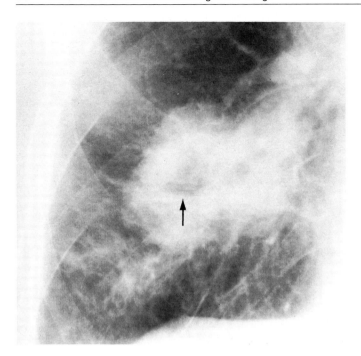

Abb. 7–5 Zentral exkaviertes Bronchialkarzinom (Plattenepithelkarzinom). Die Zielaufnahme des rechten Unterlappens demonstriert einen Tumor mit unscharf begrenzter zentraler Kaverne und Flüssigkeitsspiegel (Pfeil). Eine knotig ins Kavernenlumen vorspringende, verdickte Wandung spricht in hohem Maße für Malignität dieser zentral nekrotisierenden Läsion

8 Lungenperipherie

Pulmonale Infiltrate können diffus, in beiden Lungen oder lokalisiert auftreten, wobei letztere definierte bronchopulmonale Segmente oder ganze Lappen befallen können. Zu lokalisierten, jedoch nicht segmentalen Läsionen gehören perihiläre Veränderungen wie beim Lungenödem, Befall der unteren Lungensegmente wie bei einem Großteil der Kollagenkrankheiten und der Asbestose, während die oberen Lungenfelder Prädilektionsort vieler granulomatöser Erkrankungen, z. B. der Tuberkulose, sind.

Ein Befall der Lungenperipherie bei nicht segmental lokalisierten Erkrankungen ist ungewöhnlich; in derartigen Fällen ist die Lokalisation des Primärinfiltrats Schlüssel zur Diagnose.

Erkrankungen der Lungenspitzen

1. **Apical Capping.** Hierunter wird ein gleichmäßig dichter Rand einer oder häufig beider Lungenspitzen verstanden. Pathohistologisch findet sich in diesem Bereich eine diskrete Lungenfibrose mit gelegentlich leichter Pleuraverdickung unbekannter Genese ohne klinische Relevanz. Besonders bei älteren Individuen ist dieser Befund häufig zu erheben.

2. **Narben.** Unregelmäßige Verdichtungen durch Narbenbildung sind im Bereich der Lungenspitzen ein häufiger Befund (Abb. 8–1). Nicht selten lassen sie sich vorangegangenen granulomatösen Erkrankungen zuordnen.

3. **Granulomatöse infektiöse Erkrankungen.** Die Lungenspitzen sind Prädilektionsort reaktivierter oder chronischer Formen granulomatöser Erkrankungen mit Knotenbildung, unregelmäßigen Narbenzügen, schlecht abgrenzbaren Infiltraten, Volumenverlust, unregelmäßig zystischen Strukturen und Verkalkungen (Abb. 8–2).

4. **Lungenkrebs.** Auch im Bereich der Lungenspitzen können sich Bronchuskarzinome entwickeln, die bei Durchwanderung von Pleura und Brustwand als Pancoast- bzw. Sulkustumoren bezeichnet werden (Abb. 8–3). Die Patienten klagen über lokale und/oder fortgeleitete Schmerzen; in einzelnen Fällen besteht ein Horner Syndrom. Vielfach lassen sich neben dem Lungenspitzentumor Zeichen der Knochendestruktion nachweisen.

5. **Kleinere oder größere Emphysemblasen.** Bullae sind ein häufiger Befund in den Lungenspitzenfeldern, ohne daß gleichzeitig ein diffuses Lungenemphysem bestehen müßte; bei sorgfältiger Prüfung lassen sich zumindest Teile ihrer Wandung beurteilen (Abb. 8–1); sie können zum Pneumothorax führen.

6. **Strahlenfibrose der Lunge.** Bei supraklavikulärem Bestrahlungsfeld kommt es einige Monate nach Bestrahlung häufig zu einem charakteristischen Band vermehrter Gewebsdichte. Vergleichbare Befunde lassen sich nach entsprechenden Bestrahlungsfeldern auch entlang des Mediastinum und, nach Bestrahlung bei Morbus Hodgkin, entlang den seitlichen Lungenrändern zum Beispiel in Form mantelförmiger Verdichtungen (Abb. 8–4) beobachten. Im Gegensatz zum Beschwerdebild der akuten Strahlenpneumonie, bei der Husten, Fieber, ja sogar Zyanose auftreten, werden bei diesen Patienten keine entsprechenden Symptome beobachtet, solange nicht größere Lungenpartien betroffen sind. Pulmonale Infiltrate mit scharfer Begrenzung, die sich nicht an die Lappenspalten halten, sollten immer an eine Strahlenpneumonie oder -fibrose denken lassen.

7. **Artefakte.** In keinem Bereich des Thorax werden Artefakte häufiger gesehen; meist handelt es sich um Schmuck, Kleidungsstücke oder Haar (Zöpfe).

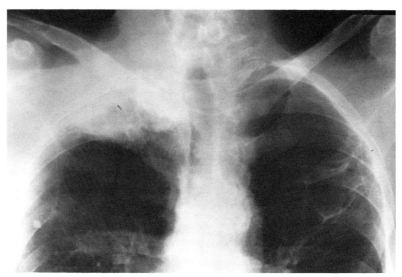

Abb. 8–1 Narbenbildung nach granulomatöser Erkrankung im rechten Oberfeld. Im Gegensatz zum Apical Capping ist die Verschattung im rechten Oberfeld unregelmäßig begrenzt; sie weist irreguläre zystische Aufhellungen und lineare Verdichtungen auf. In den unteren Abschnitten des rechten Lungenfeldes erkennt man eine von einem peripher gelegenen, verkalkten Granulom zum Hilus ziehende, vermehrte Streifenzeichnung. Streifige Narbenzüge lassen sich auch im linken oberen Lungenfeld nachweisen; in der linken Lungenspitze besteht darüberhinaus eine große, offensichtlich unter Druck stehende Emphysemblase

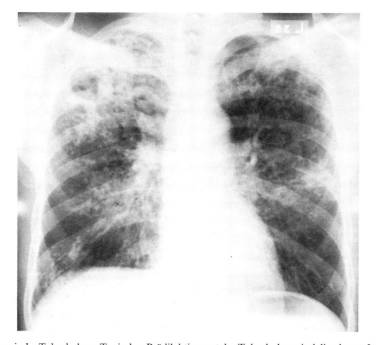

Abb. 8–2 Chronische Tuberkulose. Typischer Prädilektionsort der Tuberkulose sind die oberen Lungenfelder; sie manifestiert sich hier in unregelmäßigen Verdichtungen, tumorösen Infiltraten und in einer großen Kaverne im rechten Oberfeld. Die Unschärfe des Infiltrats läßt eine aktive Tuberkulose vermuten

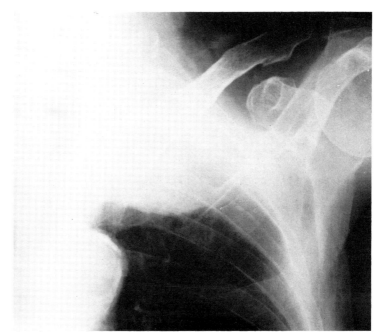

Abb. 8–3 Bronchuskarzinom im linken Lungenspitzenfeld. Der Pancoast-Tumor der linken Lungenspitze infiltriert die Brustwand und arrodiert, wenn es auch hier nicht klar zur Darstellung kommt, die dritte linke Rippe in ihren dorsalen Anteilen. Häufig kann radiologisch zwischen einem derartigen Tumor und entzündlichen oder fibrosierenden Erkrankungen nicht unterschieden werden

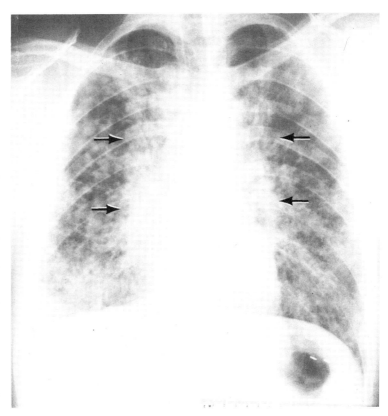

Abb. 8–4 Morbus Hodgkin mit paramediastinaler sowie mantelförmiger Strahlenfibrose der Lunge und überlagernder Viruspneumonie. Das noduläre Muster wird sowohl durch das metastasierende Hodgkin-Lymphom wie die hämorrhagische Viruspneumonie hervorgerufen. Die Verdichtungsbezirke beidseits des Mediastinum heben sich vom Lungengewebe entsprechend der Ausdehnung des Bestrahlungsfeldes relativ scharfrandig ab (Pfeile), die Strahlenfibrose ist pathohistologisch gesichert (AFIP negative Nr. 75-11384)

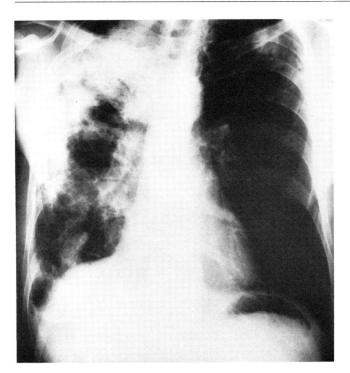

Abb. 8–5 Nekrotisierende Pneumonie im rechten Oberlappen. Betroffen sind Lungenperipherie und Pleura des rechten Oberlappens. Für die nekrotisierende Pneumonie typisch sind dichte, unregelmäßig begrenzte Infiltrate. Die angehobene Zwerchfellkuppel beweist einen Volumenverlust der rechten Lunge. Krankheitsursache war mit großer Wahrscheinlichkeit eine Aspiration

Seitliche Lungenfelder

Gelegentlich sind infektiöse Pneumonien (meist Pneumokokkenpneumonien) oder Aspirationspneumonien in der Peripherie der seitlichen Lungenfelder angesiedelt. Derartige Infiltrate in der Axillarregion betreffen entweder Einzelsegmente der Oberlappen oder Anteile ihrer anterioren und posterioren Segmente (Abb. 8–5). Wahrscheinlich kommt es hier beim liegenden Patienten zur Aspiration und Ansammlung von Bronchialsekret. Vergleichbare Bilder finden sich bei Lungenembolie und Lungeninfarkt. Periphere keilförmige Verschattungen entstehen durch hämorrhagische Exsudate in ungenügend versorgten Gebieten der arteriellen Lungenendstrombahn. Interstitielle Infiltrate der Lungenperipherie lassen an eine allergische Genese denken, sind jedoch in der Regel ein unspezifischer Befund (Abb. 8–6)

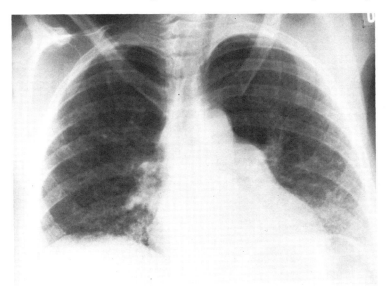

Abb. 8–6 Beidseits basales, peripher interstitielles Infiltrat unbekannter Ursache. Neben dem mittelgradig interstitiellen Infiltrat besteht ein ausgeprägter Volumenverlust der Lunge. Bei Sektion ließ sich eine diffuse interstitielle Pneumonie unklarer Genese nachweisen. Derartige Fälle lassen bei vornehmlich peripherer Verteilung des Infiltrats eine allergische Genese vermuten

Erkrankungen der Lungenbasis

Akut auftretende basale Infiltrate sind meist infektiöser Genese oder auf eine Aspiration zurückzuführen. Chronische, interstitielle, basale Infiltrate kommen in der Reihenfolge ihrer Häufigkeit bei rezidivierender Aspiration, über die Lymphwege metastasierenden Tumoren, Asbestose, idiopathischer Lungenfibrose oder Fibrose bei Kollagenkrankheit (besonders bei Sklerodermie und Erkrankungen des rheumatischen Formenkreises [Abb. 8–6 und 8–7]) vor. Auch Bronchiektasien können, soweit sie nicht Ursache eines echten interstitiellen Infiltrats sind, in ihrem Erscheinungsbild beidseits basalen interstitiellen Infiltraten gleichen.

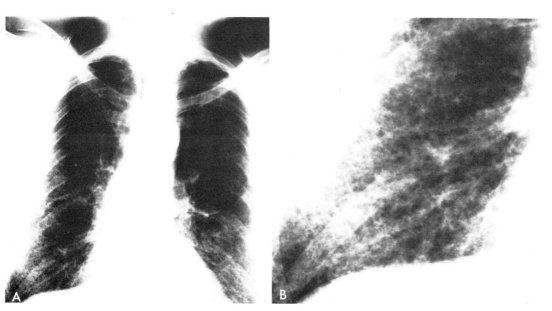

Abb. 8–7   Mitbeteiligung der Lunge bei rheumatoider Arthritis. p.a.-Aufnahme (A) und Ausschnittvergrößerung des rechten Lungenunterfeldes (B) weisen vor allem an der Basis der Lungenperipherie ein interstitielles Muster auf; dieses Bild ist unspezifisch, die Ursachen sind vielfältig, so daß die Diagnose letztlich nur aufgrund anamnestischer Daten und klinischer Befunde gestellt werden kann

9 Hilus

Von den Hili oder Lungenwurzeln laufen die Lungenarterien und Bronchien in die Peripherie. Ihre Röntgendichte wird im Wesentlichen beim Gesunden von den zentralen Lungenarterien bestimmt. Die größeren Bronchien werden durch Luft nachgezeichnet. Die zahlreichen Hiluslymphknoten sind erst bei Vergrößerung sichtbar.

Eine Interpretation des Hilusschattens wird wesentlich erleichtert, wenn man sich einige wichtige anatomische Tatsachen ins Gedächtnis zurückruft. Die Lungenarterien und Bronchien liegen über und leicht vor dem Zusammenfluß der Lungenvenen jeder Seite. Linksseits kreuzt die Lungenarterie den linken oberen Lappenbronchus und führt dann hinter den Segmentbronchien in den linken Unterlappen hinab. Die rechte Lungenarterie verläuft vor dem Bronchus intermedius nach unten und liegt deshalb tiefer und weiter vorn als die linke Lungenarterie. Diese topographischen Verhältnisse kommen besonders deutlich auf der Seitaufnahme zur Darstellung, auf der beide Lungenarterien und die zwei oberen Lappenbronchien (sie laufen in runden Aufhellungen aus) häufig erkennbar sind (Abb. 9–1).

Beidseitige Hilusverbreiterung

Eine beidseitige Hilusverbreiterung ist in der Regel auf eine Erweiterung des Lungenarterienstamms oder auf eine Lymphadenopathie zurückzuführen.

Erweiterung der Lungenarterien

Die Größenunterschiede des Lungenarterienhauptstamms sind bei Gesunden beträchtlich. Bereits während der Schwangerschaft, bei Adipositas oder ungenügender Inspiration kommt es zur Hilusverbreiterung.

Eine wesentliche Erweiterung der zentralen Lungenarterien läßt sich fast ausnahmslos auf eine Druckerhöhung im arteriellen Lungenkreislauf zurückführen (Abb. 9–2). Beweisend für eine Hilusverbreitung vaskulärer Genese ist die Hiluskontur (charakteristischerweise erscheint sie rund und/oder tubulär) und der Nachweis häufig mitbe-

stehender Anomalien der mittelgroßen und peripheren Lungenarterien.

Häufige Ursache pulmonaler Hypertension mit vergrößertem Hilus sind Herzinsuffizienz, Mitralklappenfehler (besonders Mitralstenose), Links-rechts-Shunts, diffuse parenchymatöse Lungenerkrankungen (Emphysem, Sarkoidose, Lungenfibrose und eine Vielzahl seltenerer Erkrankungen), primäre Erkrankungen der kleinen Gefäße, idiopathische pulmonale Hypertonie und massive oder rezidivierende Lungenembolien.

Hiluslymphknotenvergrößerung

Hinweise auf eine Lymphadenopathie sind die multizentrisch-lappige Kontur des verbreiterten Hilus (Abb. 9–3) und die Lymphknotenvergrößerung vor allem rechts paratracheal und im aortopulmonalen Fenster.

Häufige Ursachen sind Sarkoidose, infektiös-granulomatöse Erkrankungen, Neoplasien (vor allem das Lymphosarkom) und Metastasen (meist metastasierendes Bronchuskarzinom, Mammakarzinom, Hoden- und Nierentumoren). Diffuse oder fleckige Verkalkungen der Hiluslymphknoten sind verläßlicher Hinweis auf vorangegangene granulomatöse Erkrankungen (infektiöser Natur oder nicht-infektiös wie die Silikose); sie fordern in der Regel keine weiteren Untersuchungen. Symmetrische, vergrößerte Hiluslymphknoten (häufig unter Mitbeteiligung der paratrachealen Lymphknoten) bei klinisch gesunden Jugendlichen sind nahezu immer durch eine Sarkoidose (Morbus Boeck) verursacht.

Einseitige Hilusverbreiterung

1. Gefäßbedingt: idiopathisch, Lungenembolie, Lungenarterienstenose (nur linksseitig), Aneurysma.

2. Neoplasien: vor allem beim primären Bronchuskarzinom.

3. Lymphadenopathie: Gleiche Differentialdiagnose wie bei beidseitiger Lymphadenopathie mit Ausnahme des Morbus Boeck, der selten einseitig beobachtet wird.

Abb. 9–1 Seitliche Aufnahme des Thorax zur Verdeutlichung der Hilustopographie. Bei diesem Patienten mit chronisch-obstruktiver Lungenerkrankung sind die Lungenarterien leicht vergrößert. Zwischen den obersten Pfeilen (1) verläuft die Trachea, die sich bis unterhalb des orthograd getroffenen linken oberen Lappenbronchus (Pfeil 2) verfolgen läßt; über und unter ihm liegt die linke Lungenarterie (Pfeil 3), vor ihm die rechte Lungenarterie (Pfeil 4). Der rechte Oberlappenbronchus (Pfeil 5) kommt wegen der leichten Verbreiterung der Lungenarterien in diesem Fall nicht deutlich heraus

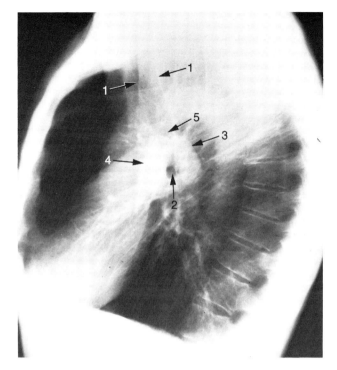

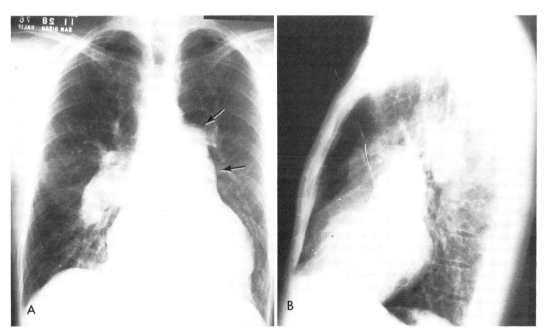

Abb. 9–2 Chronische Drucksteigerung in der arteriellen Lungenstrombahn. Auf der p.a.- (A) und der seitlichen Aufnahme (B) erkennt man eine ausgeprägte Verbreiterung der Lungenarterien mit Verkalkung ihrer Wände. Auf der p.a.-Aufnahme (A) verdeckt die erweiterte linke Lungenarterie (oberer Pfeil) fast den Aortenbogen. Auch der Truncus pulmonalis (unterer Pfeil) ist erheblich verbreitert. Man vergleiche die zwiebelförmig gerundete Form der Lungenarterien auf der linken seitlichen Aufnahme (B) mit der Normalkonfiguration in Abb. 9–1

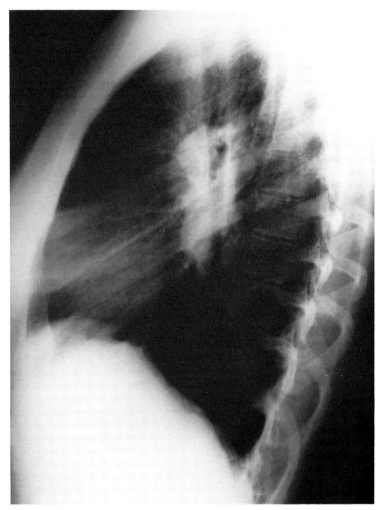

Abb. 9–3 Bihiläre Lymphadenopathie bei Morbus Boeck. Die knotige Verbreiterung des Hilus bei unauffälliger Gefäßzeichnung ist für die Sarkoidose typisch. Die Konturen der Lungenarterien sind durch sie umgebende vergrößerte Lymphknoten verdeckt

10 Mediastinum

Die einzelnen Bestandteile des Mediastinum sind, da es sich nur um Weichteile handelt, schwierig voneinander zu trennen. Normalbreite Mediastinalschatten von einer krankhaften Verbreiterung zu unterscheiden, kann bereits Probleme aufwerfen; schon eine ungenügende Inspiration oder nicht streng sagittale Einstellung des Patienten kann eine allgemeine Verbreiterung des Mediastinalschattens verursachen. Mediastinaltumoren kommen nur zur Darstellung, wenn sie die Grenze zwischen Mediastinum und Lunge verschieben oder verdecken. Die sichtbare Kontur des Mediastinum auf der p.a.-Aufnahme entspricht lediglich den äußersten Rändern des mit Pleura mediastinalis überzogenen Mittelfells. Nur bei gründlicher Kenntnis dieser topographischen Gegebenheiten sind auch diskrete Abweichungen von der Norm zu erkennen.

Pneumomediastinum

Luftansammlungen im Mediastinum treten durch vertikale streifige Aufhellungen in Erscheinung (Abb. 10–1). Das Pneumomediastinum wird nach Operation, penetrierenden Verletzungen, Luftaustritt aus Ösophagus oder den Hauptbronchien oder bei Verletzungen von Lungengewebe durch Überdruck (Asthmaanfall, schwere Hustenanfälle und Beatmung – besonders bei Anwendung positiv-endexpiratorischen Drucks [PEEP]) – wobei austretende Luft entlang den Bronchien und Gefäßen zurück ins Mediastinum wandert – beobachtet.

Allgemeine Mediastinalverbreiterung

Lange bestehend oder langsam zunehmend

Einer seit längerer Zeit bestehenden Mediastinalverbreiterung kommt meist kein Krankheitswert zu; sie ist Folge eines gewundenen Verlaufs der arteriosklerotisch veränderten Großen Gefäße (Abb. 10–2). Gelegentlich führen auch Gefäßanomalien zur Mediastinalverbreiterung.
Bei Adipositas, Steroidtherapie oder Cushing Syndrom kann es zu erheblicher Fettansammlung im Mediastinum kommen. Andere Ursachen einer sich allmählich einstellenden, vom Befund her nicht zu unterscheidenden Mediastinalverbreiterung sind: maligne Tumoren, Aneurysmen, Ösophagusdilatation (besonders ausgeprägt und häufig bei Achalasie), chronisch granulomatöse Infektionen (vor allem Histoplasmose mit nicht selten nachweisbaren Verkalkungen oder fibrosierender Mediastinitis) sowie Zustand nach operativen Eingriffen wie ösophagealer Bypass und aorto-koronarer Bypass (Abb. 10–3).

Akut

Jede Flüssigkeitsansammlung im Mediastinum kann zur Verbreiterung führen. Das Endresultat entspricht dem langsamer Mediastinalverbreiterung (Abb. 10–3). Ist die sich ansammelnde Flüssigkeit von klarer Beschaffenheit, ist eine iatrogene Ursache, vor allem ein falschliegender zentraler Venenkatheter anzunehmen; selten handelt es sich um ein Mediastinalödem. Blutungen ins Mediastinum sind meist traumatischer Genese oder stehen mit operativen Eingriffen im Zusammenhang. Spontaneinblutungen kommen ebenfalls vor, wenn ein Aneurysma platzt, bösartige Tumoren mediastinale Gefäße arrodieren oder bei Patienten, die unter Antikoagulantien stehen bzw. eine hämorrhagische Diathese haben.

Das dissezierende Aortenaneurysma führt zur plötzlichen Erweiterung des Mittelschattens, ohne daß es zum Blutaustritt kommen muß.

Eiteransammlungen nach penetrierenden Verletzungen, Operationen, Senkungsabszeß bei nuchaler Furunkulose, Ösophagus- oder Trachealperforation kommen vor.

Zur Ansammlung chylöser Flüssigkeit oder zum Chylothorax kann es bei angeborenen Mißbildungen im Bereich des Ductus thoracicus, seiner Verletzung oder Arrosion durch maligne Tumoren kommen.

Lokalisierte Mediastinalveränderungen

Zu lokalisierten Mediastinalveränderungen kommt es vor allem bei Lymphadenopathien, Neoplasien, Aneurysmen, Gefäßanomalien (z. B. Aortenisthmusstenose), Hiatushernie und Er-

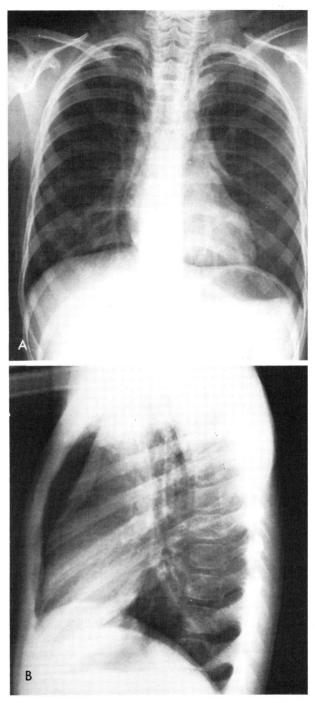

Abb. 10–1 Pneumomediastinum und subkutanes Emphysem bei Asthma bronchiale. Die vertikal verlaufenden streifigen Aufhellungen kommen sowohl auf der p.a.- (A) als auch auf der seitlichen Aufnahme (B) zur Darstellung. Sie umgeben und trennen die normalen Strukturen des Mediastinum und verlaufen über die Lungengrenzen hinaus bis in die Halsweichteile

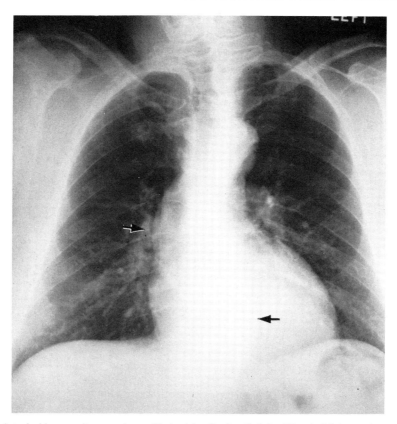

Abb. 10–2 Arteriosklerose mit gewundenem Verlauf der Großen Gefäße. Die erheblich torquierte, arteriosklerotisch aufgeweitete Aorta ascendens beult das Mediastinum nach rechts (oberer Pfeil) und in ihrem deszendierenden Teil hinter dem Herzen nach links (unterer Pfeil) aus. Knapp hinter dem medialen Drittel des rechten Schlüsselbeins erkennt man eine aufgeweitete, gewunden verlaufende Arteria brachio-cephalica

krankungen des Ösophagus, einschließlich Ösophagusdivertikel und -karzinom.

Bei Lymphadenopathie kommt es zu charakteristisch lappiger Veränderung der Mediastinalkontur, am häufigsten sind die paratrachealen und/oder Hiluslymphknoten befallen (Abb. 10–4).

Aneurysmen und Gefäßanomalien sind durch ihren Bezug zu anderen Gefäßen zu diagnostizieren (Abb. 10–5). Kalksicheln können auf eine vaskuläre Genese der Mediastinalverbreiterung hindeuten, werden aber auch bei Zysten, ja sogar bei bösartigen zystischen Tumoren beobachtet.

Hiatushernie und Ösophagusdivertikel sind häufig lufthaltig und weisen dann einen Flüssigkeitsspiegel auf (Abb. 10–6). Kleine Luftmengen im Ösophagus sind normal, bei größerer Luftansammlung muß eine Passagebehinderung angenommen werden.

Das Mediastinum läßt sich nach den verschiedensten Gesichtspunkten in einzelne Bereiche aufgliedern. Für den Radiologen hat sich die Unterteilung in vorderes, mittleres und hinteres Mediastinum bewährt; die obersten Anteile dieser Bereiche (oberhalb des Aortenbogens) werden häufig als „oberes" Mediastinum bezeichnet. Wenn man die Trennungslinie zwischen vorderem und mittlerem Mediastinum durch die Vorderwand der Trachea und Hinterwand des Herzens zieht, lassen sich alle Tumoren des Herzens und Perikards als Tumoren des vorderen Mediastinum beschreiben. Die Grenze zwischen mittlerem und hinterem Mediastinum verläuft durch die Vorderkanten der Wirbelkörper.

Die Lokalisation von Mediastinaltumoren ist häufig Schlüssel zur Diagnose. Bei großen, sich vom Hals bis in das Mediastinum ausbreitenden Tumoren, die die Luftröhre nach einer Seite verdrängen

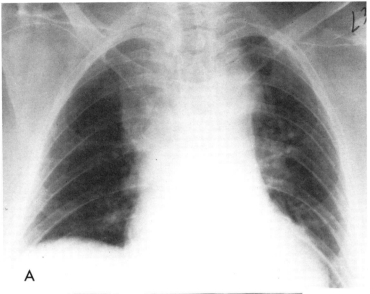

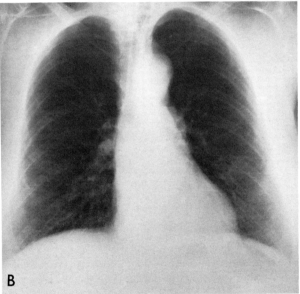

Abb. 10-3 Postoperative Mediastinalerweiterung bei fibrosierter Einblutung. Während präoperativ (B) außer einer geschlängelten, arteriosklerotischen Aorta kein auffälliger Mediastinalbefund vorliegt, besteht postoperativ (A) eine erhebliche allgemeine Aufweitung des gesamten Mediastinum

und auf der Seitaufnahme den Retrotrachealraum ausfüllen, handelt es sich fast immer um eine vergrößerte Schilddrüse, meist eine Struma (Abb. 10-7). Tumoren des vorderen Mediastinums sind mit Abstand am häufigsten Thymome (oder eine vergrößerte Thymusdrüse) (Abb. 10-8), Teratome oder Lymphome; im unteren Anteil des vorderen Mediastinums Perikardzysten (Abb. 10-9). Tumoren des mittleren Mediastinums sind entweder vergrößerte Lymphknoten oder gutartige Zysten. Streng auf das hintere Mediastinum beschränkte Tumoren sind in der Regel neuralen

Ursprungs (meist gutartige Neoplasien) (Abb. 10-10).

Lymphadenopathien und bösartige Tumoren kommen an jeder Stelle des Mediastinums vor, wobei tumornahe Knochendestruktionen für ein bösartiges Geschehen sprechen. Seltener sind druckbedingte Arrosionen durch nicht maligne Erkrankungen wie Aortenaneurysma oder gutartige Tumoren des Nervensystems; bei ihnen sind im Gegensatz zur Knochendestruktion bei infiltrativen Prozessen die Knochengrenzen scharf gezeichnet oder erscheinen sklerotisch.

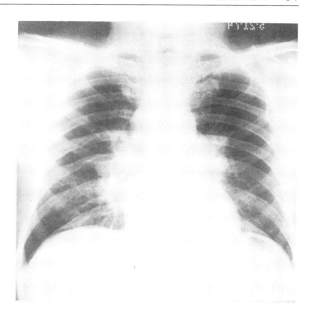

Abb. 10-4 Hilus- und Mediastinallymph-knotenvergrößerung bei Sarkoidose (Morbus Boeck). Neben diffuser, knotiger Aufweitung des Mediastinums besteht eine für den Morbus Boeck typische bihiläre Lymphadenopathie

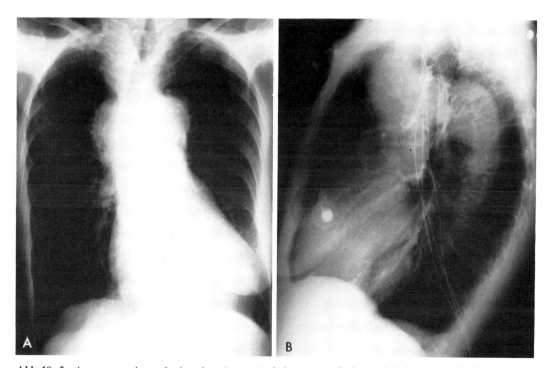

Abb. 10-5 Aneurysma der aufsteigenden Aorta. Auf der p.a.-Aufnahme wird der rechte Mediastinalrand gegenüber dem Aortenknopf durch ein Aneurysma unbekannter Genese vorgebuckelt. Daneben kommen eine gewunden verlaufende Arteria brachio-cephalica und Verkalkungen des Aortenknopfs zur Darstellung. Auf der seitlichen Aufnahme zeigt sich die anteriore Lage des Aneurysma; es verdrängt die Trachea leicht nach dorsal. Bei dieser Patientin wurde die rechte Brust operativ entfernt. Es besteht eine Kardiomegalie

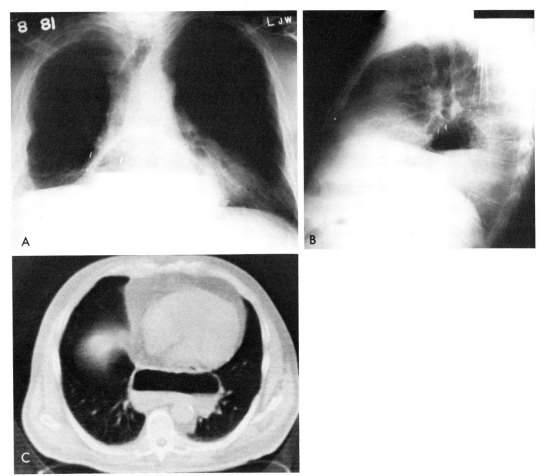

Abb. 10–6 Hiatushernie. Der große, über einem Flüssigkeitsspiegel reichlich Luft enthaltende Weichteilschatten ist nach der seitlichen Aufnahme (B) dem mittleren Mediastinum zuzuordnen. Bei Computertomographie im Liegen (C) stellt sich die Hiatushernie zwischen Herz und Aorta mit Flüssigkeitsspiegel dar. Bei der schummrigen Verdichtung im rechten Lungenfeld handelt es sich um die rechte Zwerchfellkuppel

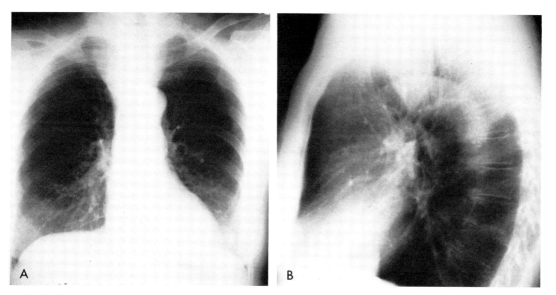

Abb. 10–7 Diffuse Struma. Auf der p.a.-Aufnahme (A) erscheint das Mediastinum oberhalb der Aorta verbreitert, die Trachea leicht nach links und auf der seitlichen Aufnahme nach ventral verlagert

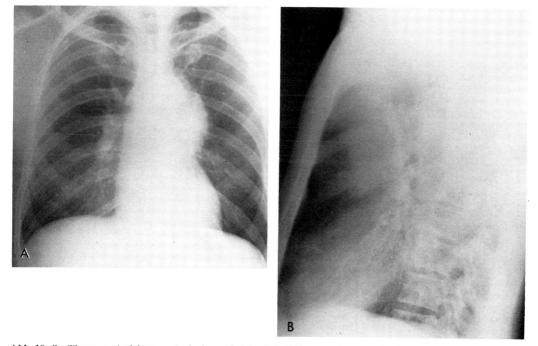

Abb. 10–8 Thymom. Auf der p.a.-Aufnahme wird der linke Hilus von einem großen Tumor überlagert, der nach der seitlichen Aufnahme (B) dem vorderen Mediastinum zugehörig ist, das er oberhalb des Herzens fast vollständig ausfüllt

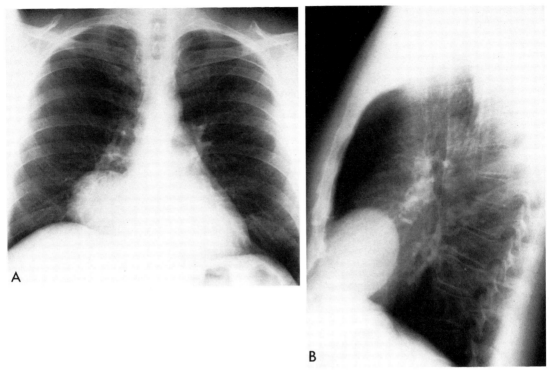

Abb. 10–9   Perikardzyste des vorderen Mediastinum. Sowohl auf der p.a.- (A) wie seitlichen Aufnahme (B) zeigt sich der Tumor scharf begrenzt; er entspringt dem rechten Herzzwerchfellwinkel, dem häufigsten Entstehungsort von Perikardzysten

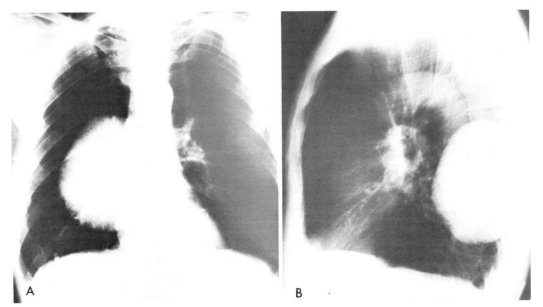

Abb. 10–10   Neurinom (Schwannom) des hinteren Mediastinum. Dieser ungewöhnlich große neurogene Tumor kommt sowohl auf der p.a.- (A) wie seitlichen Aufnahme (B) scharfrandig zur Darstellung

11 Zwerchfell

Eine geringe bis mäßige Anhebung und/oder Buk-kelung des Zwerchfells gehören zu den Normvarianten. So lange sich innerhalb einer gewissen Zeit keine Veränderung auf dem Röntgenbild nachweisen läßt und entsprechende klinische Symptome fehlen, kommt derartigen Befunden kein Krankheitswert zu.

Zwerchfellhochstand

Neben Normvarianten kann es sich auch um innere Hernien handeln. Bei Muskelschwäche des normal angelegten Zwerchfells kommt es bevorzugt in folgenden Bereichen zur Eventeration:

1. Anteromedial rechts.

2. Posterolateral beidseits, eventuell in Form einer kleinen oder inkompletten Bochdalek Hernie (Abb. 11–1).

3. Gesamte linke Zwerchfellkuppel; ein Bild, das sich schwer von einer Zwerchfellähmung (Abb. 11–2) unterscheiden läßt. Meist sind bei dieser Form die posterioren Muskelfasern des Zwerchfells intakt, was unter Durchleuchtung bei regelrechter Beweglichkeit der dorsalen Anteile zu paradoxer oder fehlender Beweglichkeit des größeren anterioren Zwerchfellteils führt.

Weitere häufige Ursachen einer Zwerchfellanhebung sind Phrenikuslähmungen (Abb. 11–3), Schmerzhemmung der Zwerchfellbeweglichkeit infolge nahe gelegener Frakturen oder anderer Schmerzquellen, subdiaphragmatische Erkran-kungen (vor allem Abszesse) (Abb. 11–4 und 11–5), Pneumonien, Lungenembolien, Vergrößerung der subdiaphragmatischen Abdominalorgane (Abb. 11–6). Basale Pleuraergüsse (Kapitel 15) sind die häufigste Ursache scheinbarer (nicht vorhandener) Zwerchfellanhebung.

Hernien

Bei Hiatushernie finden sich in der Regel auch Teile des Magens im Bruchsack (Abb. 10–6). In Einzelfällen können der gesamte Magen, Netz und andere Abdominalorgane durch den Hiatus oesophageus in den Brustraum prolabieren. Auf der Röntgenthoraxaufnahme stellt sie sich häufig als retrokardiale, gelegentlich mit einem Flüssigkeitsspiegel versehene Verdichtung dar.

Bei den angeborenen Zwerchfellbrüchen unterscheidet man die anteromediale, meist rechts gelegene Morgagni-Hernie, die Netz oder Darm enthalten kann und nur selten klinische Symptome verursacht und die Bochdalek-Hernien posterolateral beidseits. Für Säuglinge ist die angeborene Verlagerung von Baucheingeweiden durch diese Hernien in den Thoraxraum lebensbedrohlich.

Posttraumatische Hernien können Folgen eines stumpfen Bauchtraumas, penetrierender Verletzungen oder auch Folge das Zwerchfell verletzende operative Eingriffe sein. Bevorzugt treten sie linksseitig auf, da die Leber die rechte Zwerchfellhälfte schützt und die Herniation kleiner Organe in den Thoraxraum verhindert.

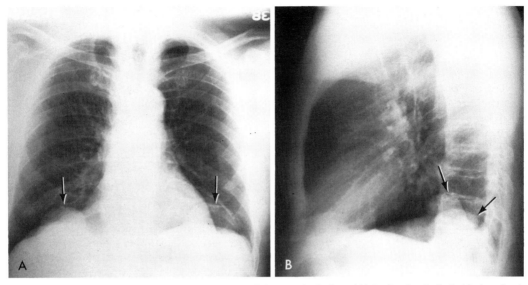

Abb. 11–1 Beidseitige dorsale Zwerchfellbrüche. Auf der p.a.-Aufnahme (A) laufen durch die beidseits scharf umschriebenen Zwerchfellbrüche die an normaler Stelle stehenden Zwerchfellkuppeln hindurch. Die seitliche Aufnahme (B) beweist die dorsale Lage der Bruchsäcke, wobei der des linken Zwerchfells (oberer Pfeil) sich etwas über den größeren Bruchsack des rechten Zwerchfells (unterer Pfeil) projiziert. Daß es sich bei der weiter nach dorsal reichenden Zwerchfellkuppel um die rechte handeln muß, erkennt man durch Vergleich der Rippenstärken im Angulus costae. Die auf dieser dexter-sinister Seitprojektion plattenferner gelegenen rechten Rippen werden stärker vergrößert

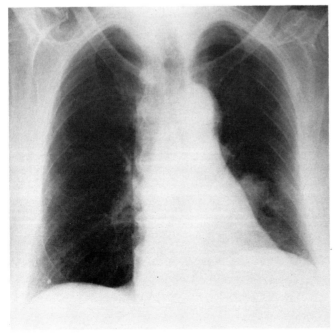

Abb. 11–2 Zwerchfellparese links bei Bronchuskarzinom. Das in der Mitte der linken Herzkontur sichtbar werdende Bronchuskarzinom hat nach invasivem Wachstum in das herznahe Mediastinum den Nervus phrenicus zerstört. Die Lähmung des linken Zwerchfells erweckt auf der p.a.-Aufnahme in Inspiration den Eindruck einer Eventeration im Bereich des gesamten linken Zwerchfells

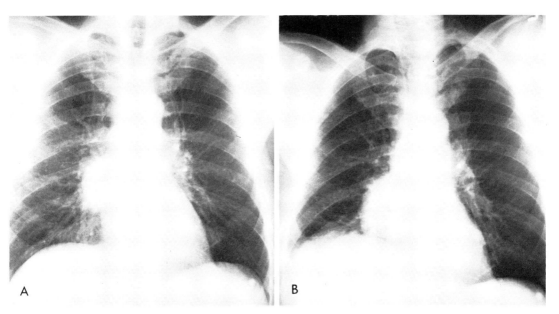

Abb. 11–3 Rechtsseitige Zwerchfellähmung bei Bronchuskarzinom. Bei Erstaufnahme (A) mit Nachweis eines vom rechten Hilus ausgehenden, bronchogenen Plattenepithelkarzinoms noch normale Stellung und Aussehen der rechten Zwerchfellkuppel. Im weiteren Verlauf kommt es mit Vergrößerung des Tumors zur Zerstörung des rechten Nervus phrenicus und damit zur Zwerchfellähmung, die sich in Hochstand der rechten Zwerchfellkuppel (B) und erheblichem Volumenverlust des rechten Lungenunterfelds äußert; er ist auch für die Unschärfe der rechten Zwerchfellkuppel (B) verantwortlich

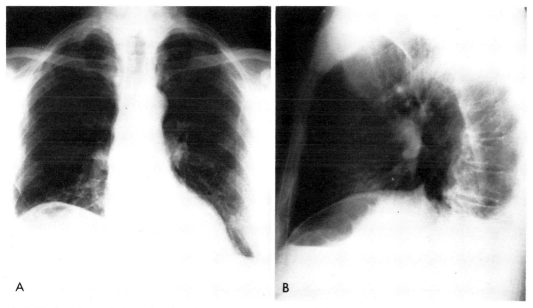

Abb. 11–4 Subphrenischer Abszeß rechts. Sowohl auf der p.a.- (A) wie seitlichen Aufnahme (B) ist an einer Anhebung der rechten Zwerchfellkuppel nicht zu zweifeln. Auf beiden Aufnahmen erkennt man unterhalb der Zwerchfellkuppel eine Luftansammlung mit deutlicher Spiegelbildung (B) und rechtsseitigem Pleuraerguß. Mit Ausnahme des Pleuraergusses muß es sich nicht unbedingt um einen krankhaften Befund handeln, da gleiche Bilder auch durch Interposition der Flexura hepatica des Kolon zwischen Leber und Zwerchfell (Chilaiditi Syndrom) erzeugt werden können

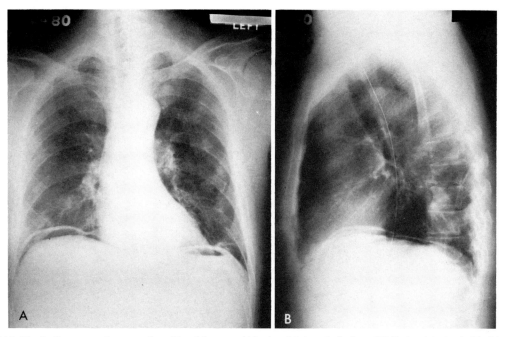

Abb. 11–5 Pneumoperitoneum. Sowohl auf der p.a.- (A) wie seitlichen Aufnahme (B) findet sich eine beidseitige subphrenische Luftsichel. Bei der Luftansammlung unterhalb der linken Zwerchfellkuppel handelt es sich um die Magenblase. Im Gegensatz zur Koloninterposition rechts (siehe Abb. 11–4) ist die Leberoberseite glatt, fehlt eine Haustrierung innerhalb der subphrenischen Luftansammlung, die auf Aufnahmen in beiden Ebenen die Leber nach allen Seiten umgibt

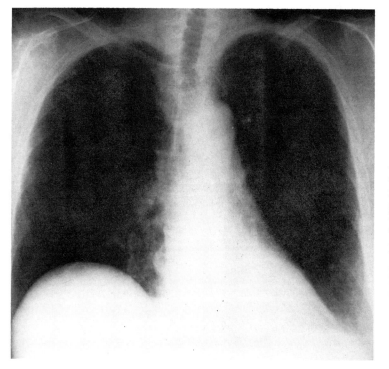

Abb. 11–6 Anhebung des rechten Zwerchfells bei Hepatomegalie. Röntgenologisch bietet diese Aufnahme keinerlei Hinweise auf die Ursache des rechtsseitigen Zwerchfellhochstandes; neben einem großen Eingeweidevorfall in den Thoraxraum könnte es sich ebenso gut um einen rechtsseitigen subpulmonalen Erguß handeln. Durchleuchtung, Computertomographie oder Leberszintigraphie sind zur Differentialdiagnose zu erwägen

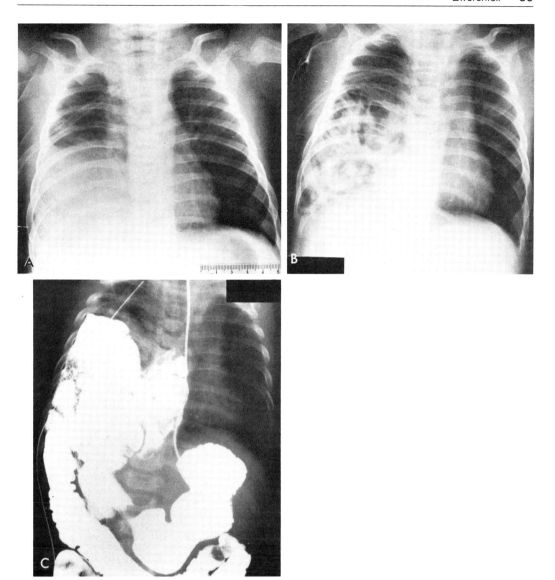

Abb. 11–7 Angeborene Zwerchfellhernie rechts. Auf der Erstaufnahme (A) nach Pleurasaugdrainage bei Verdacht auf rechtsseitigen Pleuraerguß fällt die vermehrte Dichte des rechten Lungenunterfelds ohne erkennbare Zwerchfelloberfläche auf. Bei Kontrollaufnahme (B) erkennt man durch Darmgas bedingte unregelmäßige Aufhellungen, bei denen es sich ebenso gut um zystische Lungenveränderungen handeln könnte, obwohl sich bereits in den höchst gelegenen Aufhellungsbereichen Haustrierungen erahnen lassen. Der Bariumbreischluck beweist eine ausgedehnte Herniation von Dünndarmschlingen in den rechten Hemithorax (AFIP negative Nr. 76 – 4678)

12 Pleura

Erkrankungen der Pleura sind an ihrer typischen Lokalisation und Konfiguration zu erkennen. Periphere Lokalisation oder Beziehung zu den Lappenspalten legen den Verdacht auf einen extraparenchymatösen Prozeß nahe. Pleurale oder extrapleurale Läsionen sind charakterisch elliptisch oder spindelförmig entsprechend der Ausdehnungsrichtung entlang den Lappenspalten, wobei die Läsion durch Druck des Lungengewebes zur Peripherie hin abgeflacht wird.

Pleuraverdickungen

Verdickungen und Adhäsionen der Pleura sind Ausdruck chronischer bzw. narbiger Veränderungen nach vorangegangenen Infektionen, Traumen oder Asbeststaubinhalation. Örtlich begrenzte Pleuraverdickungen sind meist entzündlicher Natur. Asbestinhalation ist eine wichtige Ursache der meist beidseits auftretenden, häufig verkalkten Pleuraplaques (Abb. 12–2). Auch Verkalkungen des Zwerchfells werden beobachtet; dies ist fast immer Folge einer Exposition mit Asbest – gelegentlich mit Talkum (Magnesiumsilikat), wobei Asbest als karzinogen einzustufen ist.

Pleuraverdickungen können durch extrapleurales Fett vorgetäuscht werden. Seine typischerweise glatte, symmetrische Kontur und die bevorzugte Lage im Lungenspitzenbereich oder axillär bei adipösen, unter Kortikoiden stehenden Patienten oder solchen mit Cushing Syndrom erlauben die Diagnose.

Pleuraergüsse

Im Pleuraraum können sich die unterschiedlichsten Flüssigkeiten – Wasser, Blut, Eiter und Chylus (Abb. 12–3 und 12–4) – ansammeln. Durch eine seitliche Aufnahme im Liegen, die betroffene Seite plattennah, läßt sich die freie Beweglichkeit der Ergußflüssigkeit bestätigen und ihre Menge in etwa abschätzen (Abb. 1–7). Bei richtiger Lagerung können noch Mengen bis zu 5 ml nachgewie-

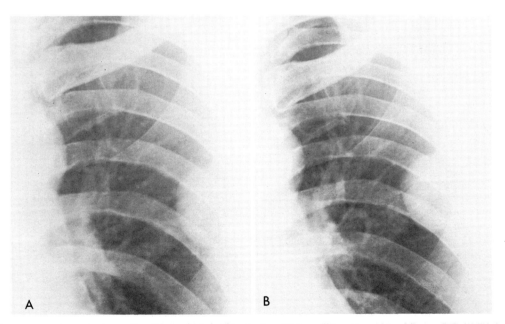

Abb. 12–1 Pleuralipom. Bei Inspiration (A) und Expiration (B) imprimiert dieser scharf begrenzte, elliptische, von der Pleuraoberfläche ausgehende Tumor die Lungenoberfläche, wobei der atemabhängige Formwechsel für weiche pleurale Tumoren, besonders Lipome, typisch ist. Im Vergleich zur Aufnahme bei Expiration (B) flacht sich der Tumor bei Inspiration (A) und größerem Lungenvolumen zur Thoraxwand hin ab (AFIP negative Nr. 55-4271)

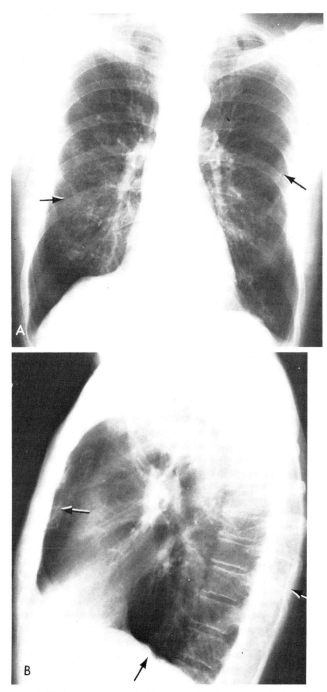

Abb. 12-2 Pleuraschwarte mit Kalkeinlagerung bei Asbestose. Auf der p.a.-Aufnahme (A) dieses Bauarbeiters zeigen sich neben der emphysematischen Überblähung des Thorax nur diskrete Veränderungen. Bei den schleierigen Verdichtungen (Pfeile) handelt es sich um Pleuraschwarten und -verkalkungen, die in der seitlichen Aufnahme ventral und dorsal orthograd getroffen im Profil deutlicher herauskommen (obere Pfeile). Spezifisch für eine Asbestexposition sind die auch hier auf der seitlichen Aufnahme (B) nachweisbaren Zwerchfellverkalkungen (unterster Pfeil)

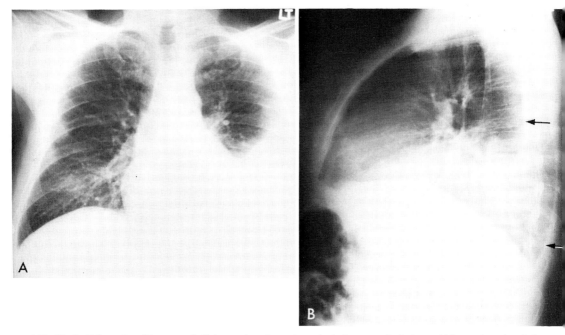

Abb. 12–3 Bilateraler Pleuraerguß links mehr als rechts. Auf der p.a.-Aufnahme (A) werden der linke Rippenzwerchfellwinkel, das linke Zwerchfell und der untere Teil der linken Herzgrenze vollständig von einem großen Pleuraerguß verdeckt. Auch auf der seitlichen Aufnahme (B) geht die Kontur der linken Zwerchfellkuppel im Ergußschatten unter, der dorsal der linken Lunge in einer sich nach oben verjüngenden Flüssigkeitsansammlung (Pfeil) ausläuft. Ein diskreter rechtsseitiger Pleuraerguß wird nur durch eine Dickenzunahme der dorsalen, zwischen Lunge und dem hinteren Rippenwinkel gelegenen Pleura (unterer Pfeil) kenntlich

sen werden, während sich bei aufrechter Position mehrere 100 ml Ergußflüssigkeit im Zwerchfellrippenwinkel, häufig ohne Abstumpfung der seitlichen oder dorsalen Zwerchfellrippenwinkel, unter Vortäuschung eines Zwerchfellhochstandes verbergen können. Wichtiger Hinweis auf einen subpulmonalen Erguß ist die Verlagerung der vorgeblichen Zwerchfellkuppel in Richtung auf die seitliche Thoraxwand (Abb. 12–4). Abgekapselte Pleuraergüsse kommen in Lappenspalten (zystischer Pseudotumor) oder an anderer Stelle des Pleuraraums vor. Wahrscheinliche Ursache sind Adhäsionen oder anatomische Normvarianten wie inkomplette Fissuren (Abb. 12–5 und 12–6). Pleuraergüsse treten auf bei: Herzinsuffizienz, Obstruktion im Bereich der großen Venen, Störungen des Flüssigkeits- und Elektrolythaushalts, z. B. bei Leber- oder Nierenerkrankungen, Infektionen, Lungenembolie, Neoplasien, Kollagenkrankheiten (besonders rheumatoide Erkrankungen und der systemische Lupus erythematodes),

Traumen (zu achten ist auf gleichzeitig bestehende Rippenfrakturen und einen Pneumothorax), Verletzung des Ductus thoracicus und iatrogene Ursachen, vor allem falsch liegender zentraler Venenkatheter (in diesen Fällen sowohl mit extrawie intrapleuraler Flüssigkeitsansammlung).

Neoplasien

Tumoröse Pleuraveränderungen sind meist metastatische Prozesse, vorzugsweise infiltrativ wachsende benachbarte Lungen- oder Mammakarzinome (Abb. 12–7). Das maligne Mesotheliom als seltener Primärtumor der Pleura ist nahezu immer Folge einer vorangegangenen Asbestexposition. Radiologische Befunde sind: eine diffuse Pleuraverdickung, multiple Pleuratumoren und große Pleuraergüsse (Abb. 12–8).

Zu den gutartigen Neubildungen der Pleura gehören das benigne Mesotheliom, Lipome (Abb. 12–1) und andere mesenchymale Tumoren.

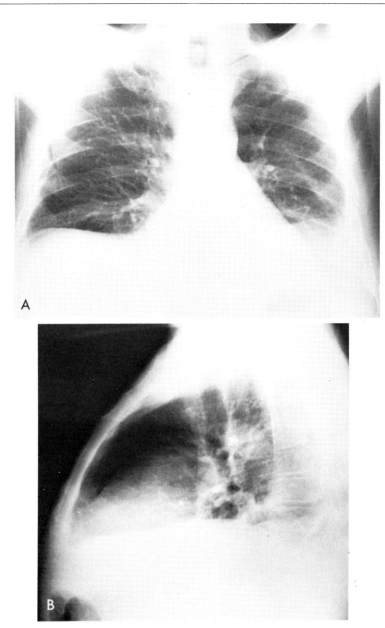

Abb. 12–4 Beidseits Pleuraergüsse, rechts subpulmonal. In der p.a.-Aufnahme (A) werden linke Zwerchfell-kuppel und Zwerchfellrippenwinkel ausgelöscht; gleiches gilt für die linke Zwerchfellkuppel auf der seitlichen Aufnahme (B). Der rechtsseitige, subpulmonale Erguß ist auf der p.a.-Aufnahme (A) nur durch die zur seitlichen Thoraxwand hin verschobene scheinbare Zwerchfellkuppel zu vermuten. Um den rechtsseitigen Pleuraerguß zu beweisen, ist eine Aufnahme in Rechtsseitenlage (Abb. 1–7) notwendig

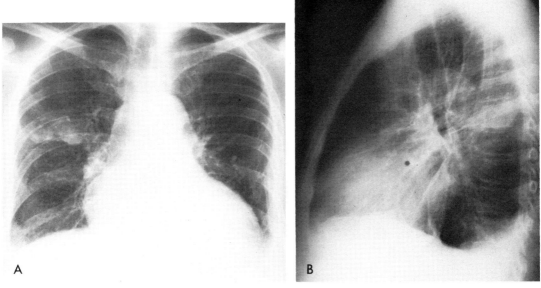

Abb. 12–5 Beidseitige Pleuraergüsse mit abgekapseltem Erguß im rechten großen Lappenspalt. Auf der p.a.-Aufnahme (A) besteht neben der Abstumpfung beider Zwerchfellrippenwinkel ein Pleurabegleitschatten, links mehr als rechts. Bei der im rechten Mittelfeld nachweisbaren tumorösen Verschattung handelt es sich, wie in der seitlichen Aufnahme (B) erkennbar, um einen im großen Lappenspalt gelegenen, abgekapselten Erguß von typisch spindeliger Form; auch hier Abstumpfung beider dorsaler Zwerchfellrippenwinkel

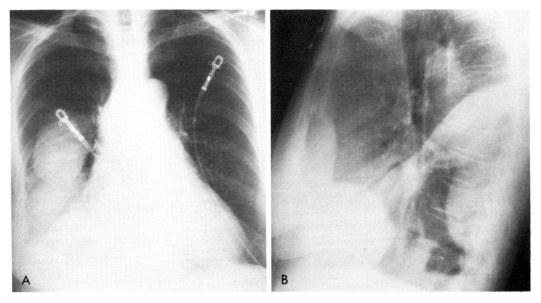

Abb. 12–6 Flüssigkeit in Lappenspalten (zystische Pseudotumoren). Der auf der p.a.-Aufnahme (A) als Tumor imponierende Rundherd erscheint auf der seitlichen Aufnahme (B) spindelförmig. Die obere Verdichtung auf der seitlichen Aufnahme entspricht einer Flüssigkeitsansammlung im rechten großen Lappenspalt; zusätzlich besteht dorso-inferior ein abgekapselter Erguß. In der seitlichen Aufnahme (B) Abstumpfung des dorsalen Zwerchfell-rippenwinkels

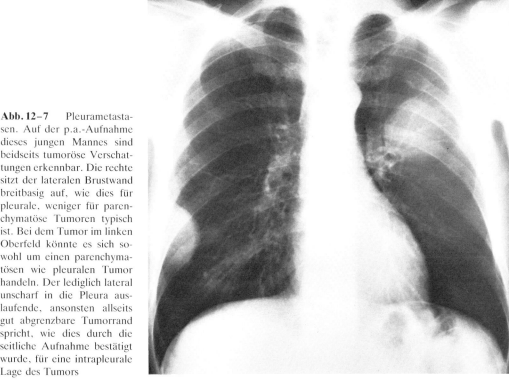

Abb. 12–7 Pleurametastasen. Auf der p.a.-Aufnahme dieses jungen Mannes sind beidseits tumoröse Verschattungen erkennbar. Die rechte sitzt der lateralen Brustwand breitbasig auf, wie dies für pleurale, weniger für parenchymatöse Tumoren typisch ist. Bei dem Tumor im linken Oberfeld könnte es sich sowohl um einen parenchymatösen wie pleuralen Tumor handeln. Der lediglich lateral unscharf in die Pleura auslaufende, ansonsten allseits gut abgrenzbare Tumorrand spricht, wie dies durch die seitliche Aufnahme bestätigt wurde, für eine intrapleurale Lage des Tumors

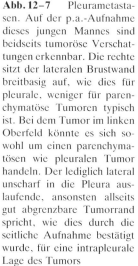

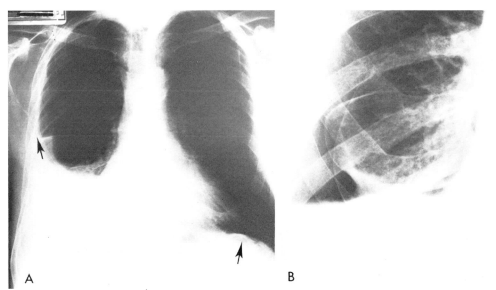

A   B

Abb. 12–8 Lokalisiertes malignes Pleuramesotheliom. Die initiale p.a.-Aufnahme dieses asbestexponierten Installateurs weist einen großen rechtsseitigen Pleuraerguß auf, der in die seitlichen Anteile des rechten kleinen Lappenspalts (rechter Pfeil) ausläuft. In der linken Zwerchfellkuppel (linker Pfeil) bestehen typische Asbestverkalkungen. Bei Zielaufnahme (B) nach Pleurapunktion mit nachfolgendem iatrogenem Pneumothorax wird die von Luft umgebene, sich über die verbleibende Ergußflüssigkeit erhebende tumoröse Verdichtung der Pleura diaphragmatica sichtbar

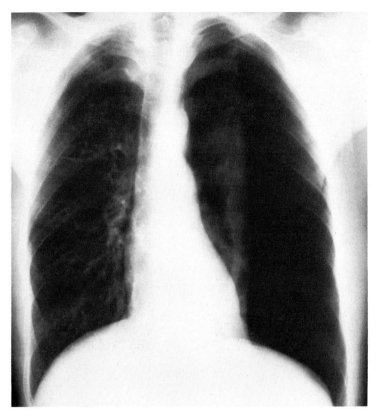

Abb. 12–9   Spontanpneumo-thorax. Dieser junge Mann klagte über linksseitige Brust-schmerzen ohne anamnestische Hinweise auf eine Lungen- oder Pleuraerkrankung. Auf der p.a.-Aufnahme erkennt man ei-nen großen linksseitigen Pneu-mothorax mit geringer Volu-menzunahme des linken Hemi-thorax als Hinweis auf eine leichte Druckerhöhung, die eine sofortige Druckentlastung des Pleuraraums durch Punk-tion mit einer großkalibrigen Kanüle oder durch Saugdraina-ge fordert

Pneumothorax

Ein Pneumothorax kann spontan bei Husten oder Pressen (Abb. 12–9) auftreten, wobei häufig be-reits parenchymatöse Veränderungen, vor allem Emphysemblasen (Abb. 12–10) bestehen; auch penetrierende oder stumpfe Traumen können zum Pneumothorax führen. Bei infektbedingter Nekrose subpleuraler Lungenanteile kann es zu bronchopleuralen Fisteln und lokalisiertem oder freiem Pneumothorax kommen; ebenso können sich Ösophagus- oder Trachealperforationen über ein Pneumomediastinum bis zum Pneumothorax ausweiten.

Besteht auf dem Weg der in den Pleuraraum einströmenden Luft ein Ventilmechanismus, der ein Abfließen von Luft verhindert, entsteht ein Spannungspneumothorax (Abb. 12–11). Bei die-sem lebensbedrohlichen Zustand wird die Funk-tion der betroffenen Lunge zusätzlich durch Kom-pression eingeschränkt. Durch Verdrängung des Mediastinum zur gesunden Seite wird auch die Funktion dieser Seite, vergleichbar dem Risiko eines beidseitigen Pneumothorax, beeinträchtigt.

Häufig lassen sich beim Pneumothorax auch Flüs-sigkeitsspiegel nachweisen. Beim Spontanpneu-mothorax handelt es sich meist um geringe Men-gen Blut; in anderen Fällen richtet sich die Zusam-mensetzung der Ergußflüssigkeit nach der zum Pneumothorax führenden Grundkrankheit.

Verkalkungen

Ausgeprägte, unregelmäßige Verkalkungen der Pleura visceralis, häufig auch einseitig, sind meist auf vorangegangene Empyeme, nicht selten tu-berkulöser Natur oder einen Hämatothorax zu-rückzuführen. Zahlreiche kleine, unregelmäßige Verkalkungen der Pleura parietalis sind typisch für eine Asbestexposition (Abb. 12–2), wobei auch andere Spätfolgen, wie bronchogenes Karzi-nom, malignes Mesotheliom und pulmonale Fi-brose (Asbestose im engeren Sinne) bestehen können.

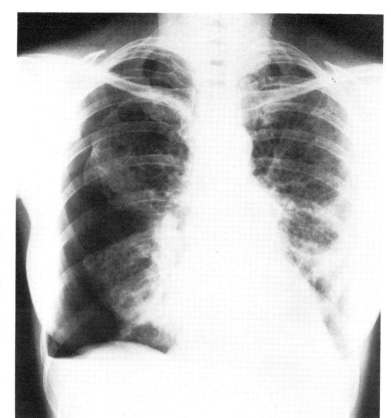

Abb. 12–10 Pneumothorax mit Pleuraerguß bei chronischer, zystischer Sarkoidose. Bei dieser Dame mittleren Alters war ein Befall von Pleura und Lungenparenchym bei Morbus Boeck bekannt (siehe Kapitel 15). Auf der p.a.-Aufnahme sieht man einen großen rechtsseitigen Hydropneumothorax mit Flüssigkeitsspiegel knapp unterhalb der rechten Zwerchfellkuppel. Bei kleinem, rechtsseitigem Pleuraerguß beidseits besteht ein diffuser, interstitieller Befall des Lungenparenchyms

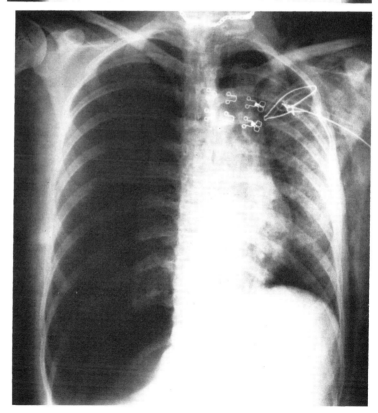

Abb. 12–11 Ausgeprägter Spannungspneumothorax nach Thoraxtrauma. Bei diesem Jugendlichen besteht auf der ersten Röntgenaufnahme nach PKW-Unfall eine massive Inversion der rechten Zwerchfellkuppel und, infolge eines ausgeprägten, rechtsseitigen Spannungspneumothorax, der sofortiges Eingreifen erzwingt, eine Verdrängung des Mediastinum nach links; daneben erkennt man in den Weichteilen der linken Thoraxseite ein subkutanes Emphysem. Die metalldichten Haken, Ösen und Drähte liegen unter dem Patienten

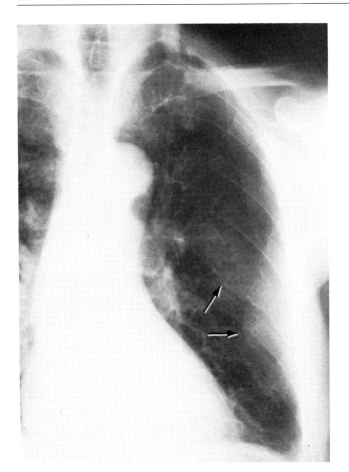

Abb. 12–12 Extrapleurale Metastase. Der große, der Brustwand breitbasig aufsitzende Tumor scheint am oberen und unteren Pol in die Pleura auszulaufen. Die siebte dorsale Rippe ist in Tumornähe (oberer Pfeil) deutlich verbreitert und zeigt osteolytische Veränderungen. Ohne diese auffälligen Destruktionsherde könnte der Tumor sowohl pleural wie extrapleural liegen; die Rippenveränderungen sprechen für einen extrapleuralen, die Lunge imprimierenden, die Rippe infiltrierenden, tumorösen Prozeß

Extrapleurale Veränderungen

Extrapleurale, auf die Lunge übergreifende Veränderungen sind schwer von Pleuraerkrankungen zu unterscheiden. Extrapleurale Fett- und Flüssigkeitsansammlungen behalten bei Lagewechsel des Patienten ihre Form oder Position bei. Handelt es sich um extrapleurale Tumoren, sind benachbarte Veränderungen des Skeletts Schlüssel zur Diagnose (Abb. 12–12). Hämatome, abgeheilte Rippenfrakturen und Metastasen sind alltägliche Beispiele. Häufig lassen sich Art und genaue Lokalisation dieser Verschattungen nur durch Zielaufnahmen in verschiedenen Projektionen bestimmen.

13 Bösartige Tumoren der Lunge

Lungenkrebs ist (nach Hautkrebs) der häufigste bösartige Tumor in den Vereinigten Staaten. Nach der neuesten Literatur scheint die Frühdiagnose die Überlebenschancen zu erhöhen. Immer noch liegt die Fünfjahresüberlebensrate unter 10%. Die Häufigkeit dieser hochgradig bösartigen Tumoren ist immer noch im Zunehmen begriffen.

Da die klinische Symptomatik wenig eindrucksvoll und uncharakteristisch ist und meist der chronisch-obstruktiven Lungenerkrankung des Rauchers zugeschrieben wird, sind es häufig Routinethoraxaufnahmen, die den ersten Verdacht auf ein bösartiges Geschehen wachrufen. Folgende radiologische Befunde können einzeln oder in Kombination beobachtet werden:

1. Tumor oder Knoten (Abb. 13–1).

2. Verbreiterung, Deformierung und Dichtezunahme von Hilus und Mediastinum (Abb. 13–2).

3. Segmentale, lobäre oder totale Lungenatelektase (Abb. 13–3).

4. Segmentale oder lobäre Verdichtungen (besonders wenn diese sich nicht unter Behandlung innerhalb kurzer Zeit auflösen oder nur unvollständig zurückbilden).

5. Kavernen, vor allem wenn sie eine dicke, unregelmäßig noduläre Wand aufweisen.

6. Persistierende, an Umfang zunehmende Infiltrate (häufig Alveolarzellkarzinom) (Abb. 13–4).

7. Unscharf begrenzte, parenchymatöse Verdichtungen, besonders in den Lungenspitzen.

8. Destruktive Knochenveränderungen bei metastasierendem Tumor oder invasivem Wachstum mit Infiltration der Thoraxwand. Bestes Beispiel hierfür ist der Pancoast Tumor der Lungenspitzen.

9. Interstitielle Zeichnungsvermehrung (Kerley-B und A-Linien) bei infiltrativem Tumorwachstum oder Obstruktion von Lungenvenen und Lymphbahnen.

10. Pleuraergüsse. Diese können zum einen durch ein Übergreifen des Tumors auf die Pleura bedingt sein oder zum anderen sekundär durch entzündliche Begleiterkrankungen oder Abflußbehinderung im Bereich der Lungenvenen oder Lymphbahnen entstehen.

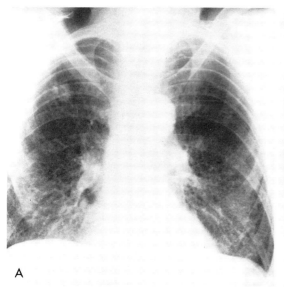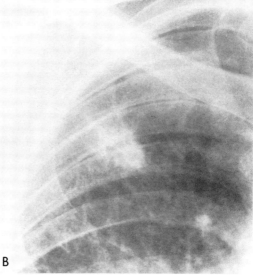

A   B

Abb. 13–1 Adenokarzinom des rechten Oberlappens. Die p.a.-Aufnahme (A) und Zielaufnahme des rechten Oberlappens (B) zeigen einen peripher gelegenen, äußerst unscharf begrenzten Tumor. Wie es für periphere Adenokarzinome typisch ist, handelt es sich um einen Zufallsbefund bei Routineaufnahme eines asymptomatischen Patienten (AFIP negative Nr. 67-5185)

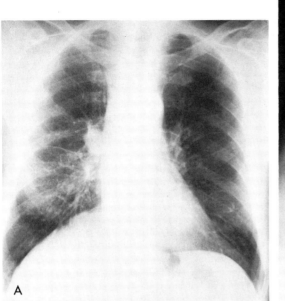

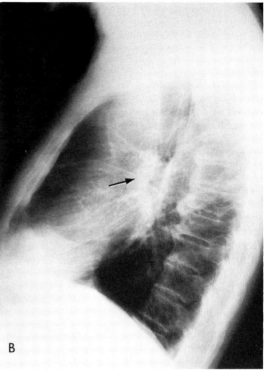

Abb. 13–2   Bronchogenes Plattenepithelkarzinom des rechten Hilus. Der auf der p.a.-Aufnahme (A) im oberen Anteil des rechten Hilus deutlich erkennbare Tumor zeigt sich auf der seitlichen Aufnahme (B) zwar weniger deutlich (Pfeil), läßt sich jedoch genau über der rechten Pulmonalarterie und vor dem rechten Hauptbronchus lokalisieren

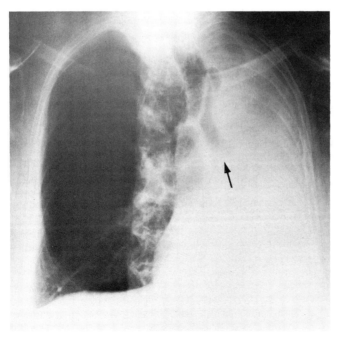

Abb. 13–3   Plattenepithelkarzinom des linken Hauptbronchus mit vollständiger Atelektase der linken Lunge. Die homogene Verschattung der linken Lunge und deutliche Verlagerung des Mediastinum nach links weisen auf eine vollständige linksseitige Lungenatelektse hin. Das Lumen des linken Hauptbronchus bricht im Tumorbereich (Pfeil) abrupt ab. Die rechte Lunge ist kompensatorisch erheblich überbläht. Wenn der Abbruch des linken Hauptbronchus nicht derart ins Auge springen würde, ließe sich der radiologische Befund auch mit einem Ventilmechanismus im Bereich des rechten Hauptbronchus vereinbaren

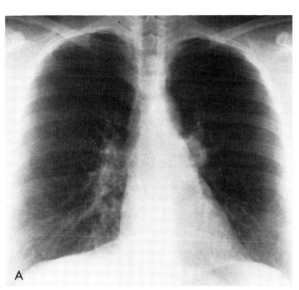
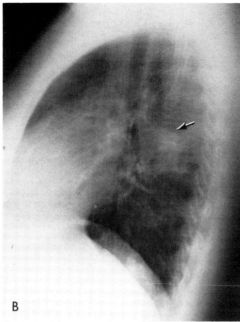

Abb. 13–4 Alveolarzellkarzinom des linken Oberlappens. Auf der p.a.-Aufnahme (A) erscheint der Tumor dem linken Hilus anzugehören, die seitliche Aufnahme (B) zeigt jedoch, daß es sich bei der Verdichtung um ein schlecht umschriebenes Infiltrat im linken Oberlappen (Pfeil) deutlich dorsal des Hilus handelt. Bei diesem einer Pneumonie ähnlichen Infiltrat wurde auf Grund der Persistenz und des Fehlens entsprechender, auf eine Pneumonie hinweisender Symptome die korrekte Diagnose vermutet und später operativ bestätigt

11. Lumeneinengung von Trachea oder Bronchien entweder durch in das Lumen vorwachsende Tumormassen oder Kompression der Luftwege von außen.

12. Zwerchfellhochstand durch Atelektasen oder Lähmung des Nervus phrenicus.

13. Überblähung eines Lungenlappens oder -segments bei Ventilmechanismus durch intraluminal wachsende Bronchuskarzinome (selten).

14. Erhöhte Transparenz eines Segments, Lungenlappens oder einer Lunge aufgrund verminderter Durchblutung; sie läßt sich weniger gut auf Standardaufnahmen als mit der Lungenperfusionsszintigraphie demonstrieren.

15. Bronchialzysten. Bei geringer Progredienz des Neoplasma (meist Bronchuskarzinom oder Adenom) kann es bei Verschluß des Bronchus zur Erweiterung des nachgeschalteten Bronchialbaums durch Schleimansammlung kommen.

16. Erweiterung der Vena cava superior und/oder der Vena azygos aufgrund mediastinaler Tumorausbreitung.

Zusätzliche Röntgenverfahren

Je nach Einzelfall sind zusätzliche Röntgenverfahren anzuwenden.

1. **Schrägaufnahmen** in verschiedenen Ebenen können den Nachweis eines krankhaften Befundes stützen und helfen, diesen präziser zu lokalisieren. Schichtaufnahmen a.p., seitlich oder in Schrägprojektion können darüber hinaus die genaue Beziehung zu benachbarten Strukturen (Knochen, Hilus, Mediastinum, Zwerchfell und Lappenspalten) klären helfen.

2. Die **Computertomographie** ist konventionellen Methoden zum Nachweis kleinknotiger Lungenveränderung überlegen; sie ist die beste, nicht invasive Methode zum Nachweis infiltrativen Tumorwachstums in benachbarte Strukturen und ihrer Ausbreitung ins Mediastinum (Abb. 13–5 und 13–6).

3. Bei **Durchleuchtung** lassen sich kleinere Läsionen lokalisieren und Zwerchfellähmungen nachweisen. Sie ist die Methode der Wahl zum Beweis bzw. Ausschluß von Verkalkungen.

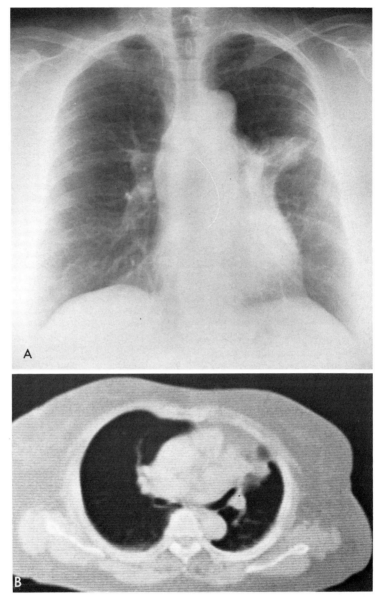

Abb. 13–5 Undifferenziertes Bronchuskarzinom mit Beteiligung des Mediastinum und der Brustwand bei infiltrativem Wachstum. Auf der p.a.-Aufnahme (A) erkennt man bei partieller Obstruktion des linken Oberlappens eine tumoröse Verdichtung im linken Hilus. Auf einer Schnittebene des Computertomogramms (B) sieht man als Zeichen des Befalls beider Gebiete wie der dazwischen liegenden Lungenpartien eine Weichteilbrücke zwischen vorderer Brustwand und Mediastinum

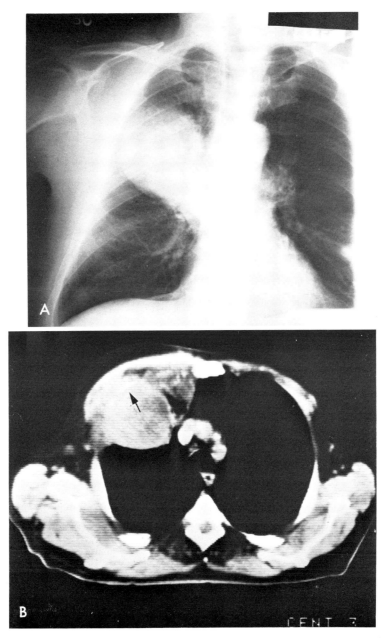

Abb. 13–6 Undifferenziertes Plattenepithelkarzinom des rechten Oberlappens mit Einbruch in die vordere Brustwand. Auf der p.a.-Thoraxaufnahme (A) besteht ein großer, homogener, den rechten Hilus verdrängender Tumor des rechten Oberlappens. Bei Computertomographie (B) erkennt man das infiltrative Wachstum des Tumors in die rechte vordere Brustwand mit ausgeprägter Dickenzunahme der Weichteile (im Vergleich zu denen der linken Seite) und Arrosion der Rippen (der Pfeil weist auf einen Rippenrest)

4. **Lungenventilations- und Perfusionsszintigraphie** erlauben die Beurteilung der Restfunktion betroffener Lungengebiete in Relation zur gesunden Lunge. Diese Verfahren sind zur Einschätzung der Operabilität hilfreich.

5. **Andere Untersuchungen** sollten bei entsprechenden Hinweisen aus Anamnese, körperlichem Untersuchungsbefund und Labordaten angefordert werden. Hierzu gehören Röntgenaufnahmen, Computertomographie (besonders des Gehirns) und Knochen- bzw. Leberszintigraphie.

Diese Untersuchungsmethoden gehören derzeit noch nicht zur diagnostischen Routine bei Lungengeschwülsten, auch wenn dies von anderer Seite gefordert wird.

Zytohistologische Untersuchung

Wird aufgrund radiologischer Befunde die Verdachtsdiagnose Lungenkrebs gestellt, so ist dies zytohistologisch oder pathologisch zu bestätigen.

Folgende diagnostische Methoden zunehmender Treffsicherheit stehen zur Verfügung:

a) zytohistologische Analyse des Sputum,

b) Bronchiallavage und Biopsie bei Bronchoskopie,

c) Biopsie einer Fernmetastase,

d) Nadelbiopsie eines Lungen-, Hilus- oder Mediastinalherds,

e) Biopsie unter Mediastinoskopie,

f) Biopsie bei Thoraktomie und, wenn indiziert, anschließende Resektion des Tumors.

Operation

Auch bei Lungenkrebs ist vor Therapie eine präzise Stadieneinteilung geboten. Die operative Entfernung des Tumors weist gegenwärtig die besten Langzeitergebnisse auf, ist häufig jedoch nicht möglich. Ein operatives Eingreifen kommt nicht in Frage, wenn:

1. das Operationsrisiko durch andere Erkrankungen (häufig besteht gleichzeitig eine schwere obstruktive Lungenerkrankung oder eine Herzkrankheit) ungebührlich hoch ist;

2. Fernmetastasen bestehen;

3. Eine Lungenmetastase in der kontralateralen Lunge nachgewiesen ist;

4. Das Mediastinum durch direkte Infiltration oder Lymphknotenmetastasen mitbeteiligt ist; sie ist anzunehmen, wenn die Funktion des Nervus recurrens oder Nervus phrenicus beeinträchtigt ist;

5. ein tumorzellhaltiger Pleuraerguß vorliegt;

6. die Brustwand durch den Tumor direkt infiltriert wird; diese Patienten leiden alle unter örtlichen oder fortgeleiteten Schmerzen. Bei einigen sind operative Heilungen erreicht worden, besonders gilt dies für vorbestrahlte Patienten mit Pancoast-Tumoren. Eine Entscheidung zur Operation fällt bei derartigen Patienten nicht leicht; sie ist abhängig vom Allgemeinzustand des Patienten und der Erfahrung des Operateurs.

Welche diagnostischen Maßnahmen zur Befundklärung und Stadieneinteilung erforderlich sind, richtet sich nach den Befunden des Patienten, der zur Verfügung stehenden apparativen Ausstattung und der Erfahrung des Untersuchers. Man schätzt, daß zwischen 20 und 50% der Patienten mit auffälligem Röntgenbild, hinter dem sich ein Lungenkrebs verbirgt, nicht so früh diagnostiziert wurden wie dies möglich gewesen wäre. Entweder suchen Patienten, denen ein verdächtiger Lungenbefund mitgeteilt wurde, ihren Hausarzt nicht wieder auf, der Röntgenbefund erreicht den überweisenden Arzt nicht oder der überweisende Arzt meint, einen krankhaften Befund ignorieren zu können oder Befunde werden als harmlos interpretiert oder gar übersehen. Die Aufklärungsquote läßt sich durch Doppelbegutachtung der Aufnahme unter Beachtung radiologischer Befundmuster des Lungenkrebses und durch sorgfältige Vergleiche mit Voraufnahmen erhöhen.

Zytohistologische Einteilung der Lungentumoren

Das **Plattenepithelkarzinom (verhornend, nicht verhornend)** äußert sich typischerweise in einem zentral gelegenen Tumor (Abb. 13–2). Es läßt sich häufig relativ einfach durch Sputumzytologie oder Bronchoskopie diagnostizieren. Werden trotz unauffälliger Röntgenthoraxaufnahmen Plattenepithelkarzinomzellen im Sputum nachgewiesen, muß eine sorgfältige Durchuntersuchung, einschließlich einer Bronchoskopie mit Fiberglasoptik, veranlaßt werden; zu suchen ist nach Primärtumoren im Kopf-, Nacken oder Speiseröhrenbereich, da hierbei häufig ein Primärtumor im Frühstadium aufgedeckt werden kann.

Adenokarzinome äußern sich häufig als zottige oder sternförmig ausgezogene, periphere Knoten

(Abb. 13–1). Wenn es sich um einen undifferenzierten Tumor handelt, ist selbst im Frühstadium mit Nachweis eines einzigen kleinen, asymptomatischen, peripheren Knotens eine Heilung unwahrscheinlich – eine Frühmetastasierung ist die Regel.

Das **kleinzellige Bronchuskarzinom (Oatzellkarzinom)** ist die bösartigste Form des Bronchuskarzinoms, da es zum Zeitpunkt der Nachweisbarkeit praktisch in allen Fällen bereits hämatogen metastasiert hat. Bei histologisch gesichertem Oatzellkarzinom wird deshalb die Operation abgelehnt; da der Tumor jedoch strahlensensibel ist, lassen sich mit Bestrahlung und/oder Chemotherapie gelegentlich die Überlebenszeit wesentlich verlängern und die Symptome palliativ unterdrücken.

Die Röntgenthoraxaufnahme zeigt häufig eine ausgeprägte Hilus- und Mediastinallymphknotenbeteiligung (Abb. 13–7).

Das Alveolarzellkarzinom ist seltener als die vorgenannten Tumoren. Es kann sich in vielfältigen radiologischen Befunden manifestieren, äußert sich jedoch in der Regel als langsam wachsendes, schlecht abgrenzbares, peripheres Infiltrat oder als ein einem umschriebenen pneumonischen Infiltrat oder einer Pleuraschwarte (Abb. 13–4) ähnelnden Tumor. Gelegentlich werden im weiteren Krankheitsverlauf eine oder beide Lungen mit zahlreichen Infiltraten oder Knötchen vom Alveolartyp befallen.

Das Bronchialadenom ist ebenfalls ein seltener Lungentumor. Es wird den weniger bösartigen Karzinomen zugeordnet; meist manifestiert es sich als gut umschriebener, hilärer oder perihilärer Tumor (Abb. 13–8). Etwa 85% der Bronchialadenome sind Karzinoide; nur bei ausreichender Exzision sind Lokalrezidive zu vermeiden. Nur selten wird vor Erstdiagnose und Operation eine Ausbreitung des Tumors in lebenswichtige Strukturen oder eine Fernmetastasierung beobachtet. Im Gegensatz zu anderen Lungentumoren, die im wesentlichen Männer zwischen 50 und 80 Jahren befallen, ist das Bronchialadenom eine Neoplasie des jungen Erwachsenen.

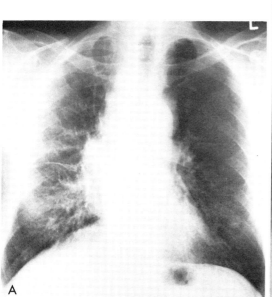
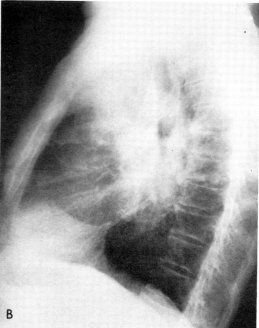

Abb. 13–7 Undifferenziertes kleinzelliges Bronchialkarzinom (Oatzellkarzinom) mit Metastasierung in die Lymphknoten des rechten Hilus und Mediastinums. Sowohl in der p.a.-Aufnahme (A) wie seitlichen Aufnahme (B) kommt eine massive, unregelmäßige Verbreiterung des rechten Hilus zur Darstellung. Auf der p.a.-Aufnahme weist die Verbreiterung des rechtsparatrachealen Raums auf einen schweren Befall paratrachealer Lymphknoten hin. Die lymphogene Aussaat in die rechte Lunge zeigt sich auf der p.a.-Aufnahme in deutlicher Vermehrung der Gefäßzeichnung

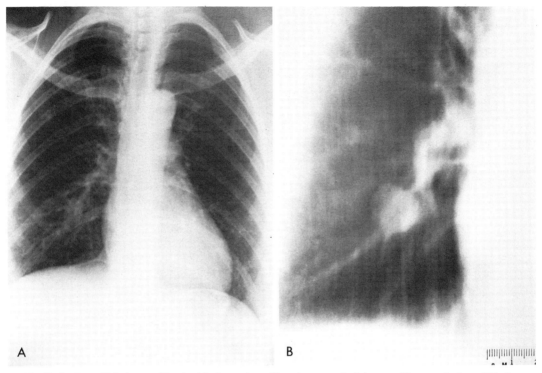

Abb. 13–8 Bronchialadenom (Karzinoid) des rechten Unterlappens. Auf der p.a.-Thoraxaufnahme (A) dieser asymptomatischen jungen Frau stellt sich im rechten Lungenunterfeld, nahe des Herzschattens, ein äußerst zarter Tumor dar. Die Schichtaufnahme (B) demonstriert das scharf gegen die Umgebung abgegrenzte, fast kreisrunde Bronchialadenom

14 Metastasen und Lymphome

Metastasen

Metastasierende Tumoren können sich in einer mediastinalen oder hilären Lymphadenopathie äußern oder die Lunge selbst befallen. Das Erscheinungsbild pulmonaler Metastasen hängt weniger davon ab, auf welchem Wege die Lunge *befallen* wurde, sondern wie sich der Tumor innerhalb der Lunge *ausbreitet;* deshalb kann ein über den ganzen Körper lymphogen metastasierendes, zur Lymphadenopathie führendes Karzinom hämatogene Metastasen in der Lunge und vice versa verursachen.

Eine hämatogene Aussaat in die Lunge äußert sich in der Regel in kleinen interstitiellen Knötchen (Abb. 14–1); sie können schnell an Größe zunehmen und, besonders wenn sie Blutungen verursachen, zunehmend an Randschärfe verlieren. Prädilektionsort dieser Knoten ist wegen des Vorherrschens kleinerer Gefäße bei vermehrter Durchblutung die subpleurale und basisnahe Region. Durch harte Röntgenaufnahme der unteren Lungenfelder können derartige Knoten gelegentlich hinter dem Zwerchfellschatten aufgedeckt werden. Hämatogen metastasieren vor allem Sarkome, Melanome, trophoblastische Tumoren,

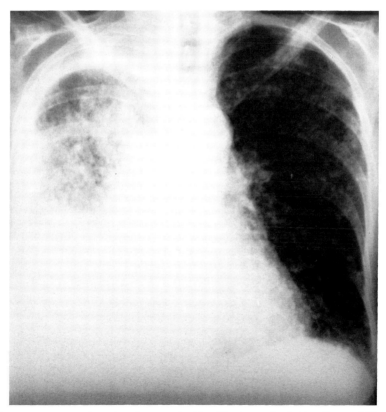

Abb. 14–1 Hämatogen metastasierendes, hypernephroides Karzinom. In beiden Lungenfeldern finden sich zahlreiche kleine Knoten, die teilweise, z.B. in der Peripherie des linken oberen Lungenfeldes, miteinander konfluieren und weniger gut abgegrenzt erscheinen. Rechtsseitig besteht neben einer ausgeprägten Pleuraverdikkung ein großer Pleuraerguß, daneben Mediastinalverbreiterung bei Lymphadenopathie der Hiluslymphknoten

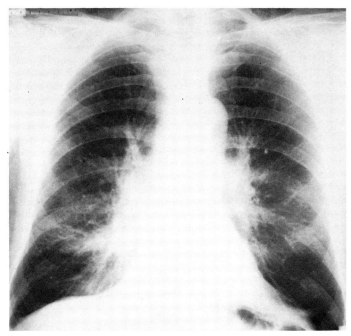

Abb. 14–2 Lymphogen metastasierendes Adenokarzinom des Magens; vor allem in den mittleren Teilen der unteren Lungenfelder besteht ein deutlich retikulär interstitielles Muster; die Hili sind beidseitig diffus verbreitert. Dieses Erscheinungsmuster sollte von dem bei Herzinsuffizienz (siehe Kapitel 18) unterschieden werden

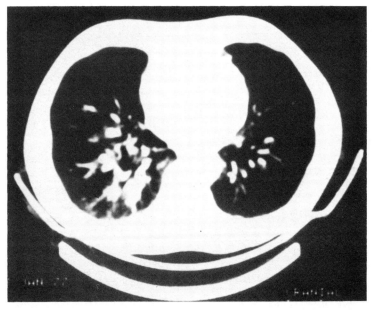

Abb. 14–3 Lymphogen metastasierendes Adenokarzinom bei unbekanntem Primärtumor. Dieses Computertomogramm in der Ebene der Lungenvenen zeigt ausgeprägte noduläre Strukturen im Bereich des Bronchial- und Gefäßbaums des rechten Lungenunterfelds, rechts mehr als links

Schilddrüsenkarzinome, Adenokarzinome der Mammae, Kolon- oder Pankreastumoren und Plattenepithelkarzinome, besonders der Kopf- und Halsregion. Letztendlich kann buchstäblich jede bösartige Neubildung derartige noduläre Lungenveränderungen verursachen.

Inneralb der Lunge lymphogen metastasierende Tumoren führen zu einer diffus interstitiellen Zeichnungsvermehrung vor allem der unteren Lungenfelder, bevorzugt in Hilusnähe (Abb. 14–2). Kleinknotige Veränderungen kommen vor, sind jedoch wesentlich schlechter abgrenzbar als die bei hämatogen metastasierenden Erkrankungen; sie halten sich in ihrem Verteilungsmuster an die bronchovaskulären Strukturen (Abb. 14–3). Das Bild der lymphogenen Aussaat ähnelt

in vielfacher Hinsicht dem des pulmonalen Ödems; es fehlen jedoch andere Zeichen der Abflußbehinderung, wie die Aufweitung der Gefäße der oberen Lungenlappen (siehe Kapitel 18). Häufige Ursachen sind Karzinome der Mammae, des Magens, der Lungen, des unteren Gastrointestinaltrakts und der Prostata.

Lymphome

Mit Abstand am häufigsten manifestiert sich eine Lymphadenopathie auf Röntgenthoraxaufnahmen in vergrößerten Lymphknoten der Hili und des Mediastinums. Die Lymphknotenvergrößerung kann lokalisiert oder diffus, wie dies vor allem bei hochgradig malignen Lymphomen der Fall ist (Abb. 14–4), auftreten.

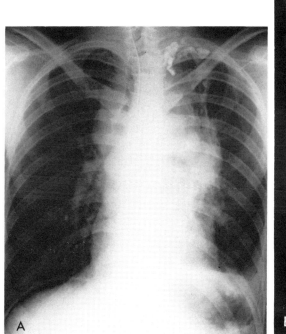
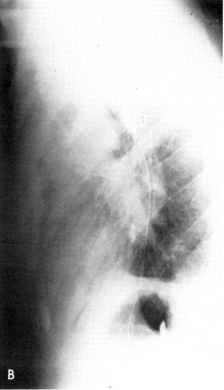

Abb. 14–4 Undifferenziertes Lymphosarkom. Auf der p.a.-Aufnahme (A) und der seitlichen Aufnahme (B) kommt es durch massive Lymphoadenopathie zur deutlich sichtbaren Verbreiterung des Mediastinums, vor allem rechtsparatracheal, Spreizung der Karina, Verschwinden des Aortenknopfs und der deszendierenden Aorta sowie Seitverlagerung und Vergrößerung des linken Hilus. Daneben besteht ein Pneumoperitoneum mit Luftansammlung unterhalb der rechten Zwerchfellkuppel und Kontrastmittelresten nach Lymphangiographie in vergrößerten Lymphknoten der linken Lungenspitze. Der linke Zwerchfellrippenwinkel ist durch Ergußbildung verstrichen; es liegt eine Nasen-Magen-Sonde

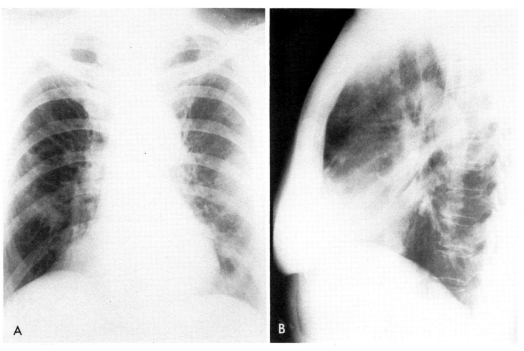

Abb. 14–5 Morbus Hodgkin (Stadium IV). In beiden Lungen bestehen multiple, schlecht abgrenzbare Knoten und Infiltrate. Auf der p.a.-Aufnahme (A) wird der Aortenknopf durch eine allgemeine Mediastinalverbreiterung verdeckt; die Hilusverbreiterung kommt sowohl auf der p.a.- wie seitlichen Aufnahme (B) zur Darstellung

Beim Morbus Hodgkin wird die Lunge im Spätstadium (Stadium IV) (Abb. 14–5) mitbefallen. Beobachtet werden kleinknotige Veränderungen und kleinere Tumoren, die zur zentralen Höhlenbildung neigen (Abb. 14–6). Bilder, die an lymphogen metastasierende Erkrankungen erinnern, kommen vor, vorherrschend ist jedoch der noduläre Charakter.

Non-Hodgkin-Lymphome, seltener Hodgkin-Lymphome, können sich in der Lunge als dichtes Infiltrat, häufig mit Luftbronchogramm, entwikkeln; hierdurch ähneln sie Pneumonien oder dem bronchogenen Alveolarzellkarzinom (Abb. 2–4); eine Lymphadenopathie kann fehlen. Da gutartige lymphoide Infiltrate (Pseudolymphom und lymphozytäre interstitielle Pneumonie – Pneumonitis) radiologisch vom pulmonalen Lymphom nicht zu unterscheiden sind, kann zur endgültigen Diagnose auf die offene Biopsie häufig nicht verzichtet werden.

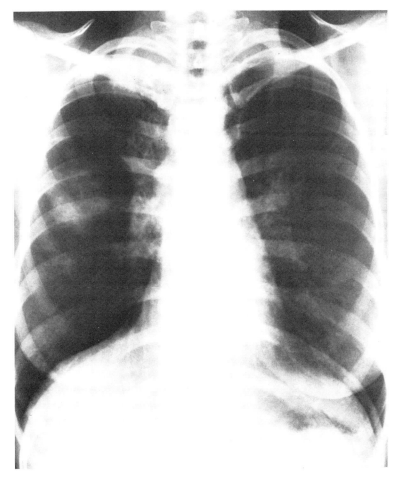

Abb. 14–6 Morbus Hodgkin (Stadium IV). Auf dieser p.a.-Aufnahme erkennt man in der Mitte des rechten Oberfeldes einen großen Tumor mit zentraler Kaverne, eine diffuse Infiltration im Bereich des rechten Hilus und eine noduläre Aufweitung des Mediastinums

15 Lungenembolie

Lungenembolien sind ein alltägliches Problem; besonders betroffen sind hospitalisierte oder immobilisierte Patienten, Patienten mit Herzerkrankungen, bösartigen Tumoren oder Frauen, die orale Kontrazeptiva einnehmen.

Ein Großteil der Patienten mit Lungenembolie hat eine normale Röntgenthoraxaufnahme. Zu den eher unspezifischen Befunden gehören Plattenatelektasen, Pleuraergüsse, Anhebung der Zwerchfellkuppel und fleckige Verdichtungen. Nur in Ausnahmefällen läßt sich auf der Röntgenthoraxaufnahme der dringende Verdacht auf eine Lungenembolie aufgrund folgender spezifischer Befunde aussprechen:

1. Dichte, periphere, der Pleuraoberfläche breitbasig aufsitzende Verdichtungen (Abb. 15–1). Bei konvexer Form der medialen Begrenzung der Verdichtung spricht man von einem Hampton-Buckel (Hampton's hump).

2. Eine aufgeweitete größere Lungenarterie mit Gefäßabbruch.

3. Ein oder mehrere Gebiete verminderter Gefäßzeichnung, die sich nicht durch Bullae oder Emphysem erklären lassen. Dieses sog. Westermark-Zeichen ist nicht einfach zu erkennen (Abb. 15–2).

Lungenperfusionsszintigraphie

Bei Verdacht auf Lungenembolie sollte eine Perfusionsszintigraphie durchgeführt werden (Abb. 15–3 A). Ist der Befund:

1. normal – hat der Patient keine Lungenembolie; weitere Untersuchungen erübrigen sich;

2. auffällig nur in den Gebieten, die auch auf der Röntgenthoraxaufnahme Veränderungen aufweisen – hierbei handelt es sich um unspezifische Veränderungen, die sich durch eine Lungenventilationsszintigraphie nicht weiter abklären lassen;

3. auffällig in Gebieten, die auf der Röntgenthoraxaufnahme unauffällig erscheinen – in diesen Fällen ist eine Ventilationsszintigraphie zu fordern.

Lungenventilationsszintigraphie

Ist die Ventilationsszintigraphie (Abb. 15–3 B) mit Hinweisen auf Minderbelüftung oder Air trapping in Gebieten auffällig, die denen der Perfusionsszintigraphie entsprechen, ist eine Lungenembolie unwahrscheinlich.

Ist die Ventilationsszintigraphie in Gebieten, die auf der Perfusionsszintigraphie auffällig sind, normal, sind kleine, sich nicht deckende Gebiete als unspezifischer Befund anzusehen. Bei segmental angeordneten oder größeren, sich nicht deckenden Gebieten handelt es sich um Lungenembolien in den durch Lungenszintigraphie nachgewiesenen Arealen.

Nach Auswertung beider szintigraphischer Methoden und der Röntgenthoraxaufnahme ist man der Diagnose, besonders bei Patienten mit Herzinsuffizienz oder chronisch-obstruktiver Lungenerkrankung, häufig nicht nähergekommen. Die Entscheidung zur Therapie mit Antikoagulantien muß sich dann, wenn man sich nicht zum pulmonalen Angiogramm (Abb. 15–3 C) entschließt, auf klinische Kriterien stützen.

Angiographie

Bei Lungenembolie ist die Angiographie der Lungenarterien (Abb. 15–2 und 15–3) das aussagekräftigste Untersuchungsverfahren. Bei korrekter Durchführung sind sowohl falsch-positive wie falsch-negative Ergebnisse selten. Kosten, Belastung des Patienten, Morbidität und Mortalität, die nur vom erfahrenen Untersucher gering zu halten sind, lassen den überweisenden Arzt zögern, die Untersuchung anzuordnen.

Mit neueren Computertomographen können nach intravenöser Kontrastmittelinjektion Gerinnsel in den größeren Lungenarterien nachgewiesen werden. Mit Verbesserung der Software und wachsender Erfahrung wird diesen Verfahren bei Diagnose und Behandlung der Lungenembolie immer größere Bedeutung zukommen.

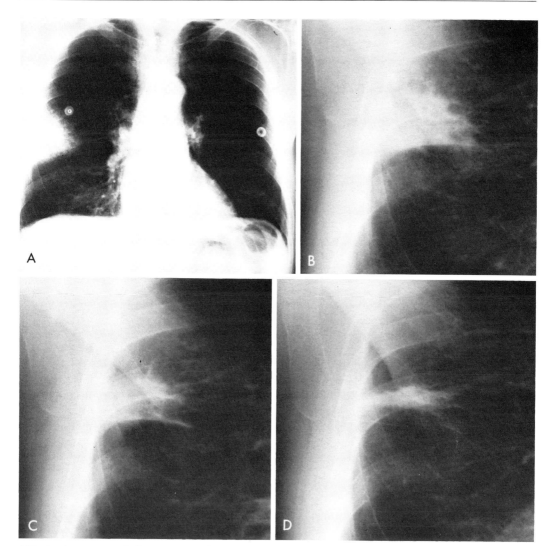

Abb. 15–1   Lungenembolie und Lungeninfarkt mit Infiltrat. Auf der initialen p.a.-Aufnahme erkennt man im rechten mittleren Lungenfeld ein der Pleura aufsitzendes, dreieckiges Infiltrat mit konvexem, zum Hilus weisenden Innenrand (Hampton-Buckel). Auf der Zielaufnahme (B) des rechten mittleren Lungenfeldes vier Tage später hat das Infiltrat an Größe abgenommen; es läßt sich deutlich dem vorderen Segment des rechten Oberlappens zuordnen. Die scharfe Unterkante des Infiltrats entspricht dem kleinen Lappenspalt. Sechs Tage später (C) ist bei unveränderter Dichte eine weitere Verkleinerung eingetreten. Die Tendenz von Lungeninfarkten, ohne Verlust an Dichte kleiner zu werden, ist häufig als Wegschmelzen (melting sign) des Infarkts bezeichnet worden; es ist zur Unterscheidung zwischen Pneumonien und Infarkt in der Heilungsphase wenig verläßlich. Zwei Wochen später (C) ist die Läsion narbig abgeheilt

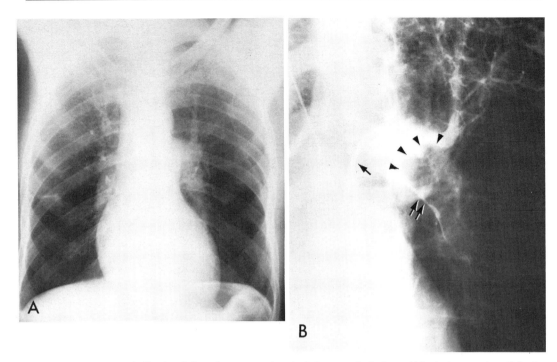

Abb. 15–2 Lungenembolie der linken Lungenarterie. Auf der p.a.-Aufnahme (A) ahnt man eine diskrete Verminderung der vaskulären Zeichnung im linken Mittel- und Unterfeld (Westermark-Zeichen). Diese Vaskularisierungsunterschiede sind nur durch sorgfältigen Vergleich beider Seiten zu erkennen. Die linke Lungenarterie erscheint etwas prominent. Auf der Zielaufnahme der linken Lungenarterie während der Arteriographie liegt der Katheter (Pfeil) entlang der rechtsventrikulären Ausflußbahn mit der Spitze in der linken Lungenarterie. Es füllt sich lediglich die Spitze der den linken Oberlappen versorgenden Arterie, während die übrige linke Lunge unterversorgt bleibt. Ausnahme ist ein dünner Kontrastmittelstreifen (Doppelpfeil) im inferioren Teil der linken Lungenarterie unterhalb des großen Thrombus (Pfeilspitzen)

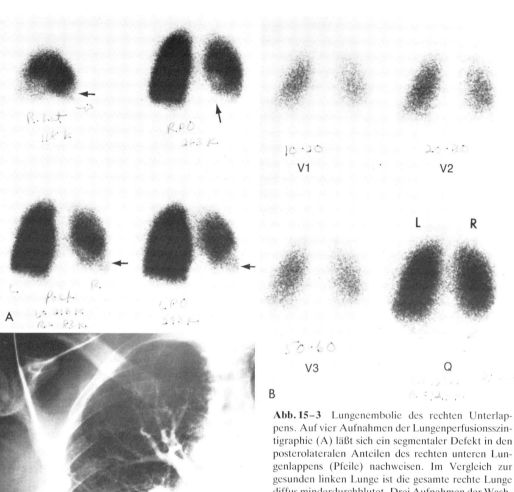

Abb. 15–3 Lungenembolie des rechten Unterlappens. Auf vier Aufnahmen der Lungenperfusionsszintigraphie (A) läßt sich ein segmentaler Defekt in den posterolateralen Anteilen des rechten unteren Lungenlappens (Pfeile) nachweisen. Im Vergleich zur gesunden linken Lunge ist die gesamte rechte Lunge diffus minderdurchblutet. Drei Aufnahmen der Washout-Phase der Lungenventilationsszintigraphie zeigen eine nur wenig herabgesetzte Belüftung der gesamten rechten Lunge (die rechte Lunge ist im Bild rechts, da es sich um eine Dorsalansicht handelt und das Bild gemäß allgemeiner Übereinkunft so, wie es gewonnen wurde, abgebildet wird). Der in der Perfusionsszintigraphie nachgewiesene Defekt findet in der Ventilationsszintigraphie keine Entsprechung. Auf der p.a.-Aufnahme (C) der Lungenarteriographie läßt sich im unteren Anteil der rechten Lungenarterie (Pfeil) ein Thrombus nachweisen. Die periphere Gefäßzeichnung wird vor allem durch Füllung der Gefäße des Mittellappens, weniger der des Unterlappens, hervorgerufen

16 Granulomatöse Erkrankungen der Lunge

Granulomatöse Veränderungen auf Röntgenthoraxaufnahmen unter Beteiligung von Lungenparenchym, Hili, Pleura und Mediastinum sind häufig. Das parenchymatöse Granulom stellt eine lokale – meist multifokale – Antwort auf eine Infektion oder eine andere Noxe dar. Eine Mitbeteiligung der Pleura äußert sich in diffusen oder multinodulären entzündlichen Veränderungen. Sehr oft besteht als Ausdruck einer begleitenden Lymphadenopathie eine allgemeine Vergrößerung der hilären und mediastinalen Lymphknoten.

Granulomatöse Reaktionen können durch infektiöse und nicht-infektiöse Prozesse angeregt werden. Zu den häufigsten infektiösen granulomatösen Erkrankungen gehören: Tuberkulose, atypische Bronchopneumonie durch Mykobakterien, Histoplasmose, Kokzidioidomykose, Blastomykose, Kryptokokkose und Aktinomykose. Trotz erheblicher Unterschiede der durch diese Erreger verursachten Krankheitsbilder ist der Verlauf von Infektion, klinischem Bild und radiologischem Befundmuster überraschend ähnlich. Zu den häufigsten nicht-infektiösen granulomatösen Erkrankungen gehören: Sarkoidose (Morbus Boeck) und viele andere, einschließlich Silikose, Beryllose und Wegener-Granulomatose.

Erkrankungsformen granulomatöser Infektionen

1. **Primärinfektion.** Bei Inhalation der Erreger kommt es zu einem pneumonischen Primärherd und Lymphangitis, Lymphadenitis im drainierenden Lymphgebiet (Primärkomplex). Gelingt es den Lymphknoten nicht, alle Krankheitserreger auszufiltern, werden diese über den Ductus thoracicus ins Blut eingeschwemmt; es kommt zur

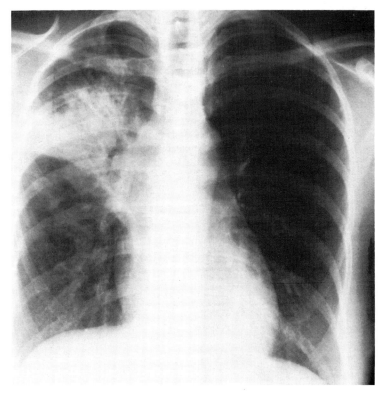

Abb. 16–1 Granulomatöse Pneumonie bei Primärtuberkulose. Der Primärkomplex besteht aus einem alveolären Infiltrat im rechten Oberfeld, bevorzugt im anterioren Segment direkt über dem kleinen Lappenspalt und einer ausgeprägten, rechtsseitigen hilären Lymphadenopathie mit nodulärer Vergrößerung des rechten Hilus. Die Verlagerung des kleinen Lappenspalts nach oben läßt einen Volumenverlust des rechten Oberlappens, verursacht durch die den rechten Oberlappenbronchus obstruierenden Lymphknoten, vermuten

disseminierten Aussaat in Lunge und andere Organe. Dieses Stadium der granulomatösen Infektion verläuft meist asymptomatisch; Pneumonie, Lymphadenopathie, vor allem der disseminierte Organbefall können jedoch mehr oder weniger eindrucksvolle klinische Symptome auslösen.

2. **Pleuraerguß.** In einigen Fällen kann die Primärinfektion auf die Pleura übergreifen und zu Pleuraergüssen führen. Die Punktion dieser häufig asymptomatischen Ergüsse führt diagnostisch meist nicht weiter. Bei jungen Erwachsenen mit positivem Tuberkulintest muß ein Pleuraerguß bis zum Beweis des Gegenteils als tuberkulös angesehen werden.

3. **Stadium der Reaktivierung oder Sekundärinfektion.** Bei initial disseminierter Aussaat oder bei Sekundärinfektion kommt es vorzugsweise zum Befall der apikalen und dorsalen Segmente des Oberlappens (Abb. 16–3). Ausgeprägte Tröpfcheninfektion, Unterernährung (einschließlich diabetische Fehlernährung, Alkoholismus, Drogenkonsum, gastrointestinale Operationen oder schlechte soziale Verhältnisse) und Immunsuppression prädisponieren zur Sekundärerkrankung. Hierbei kommt es häufig zur Kavernenbildung, Fibrose und Volumenverlust des Oberlappens. Häufigkeit und Neigung zur chronisch-kavernösen Erkrankungsform variieren unter den granulomatösen Infektionen erheblich. So entwickelt sich bei der Histoplasmose die chronisch-kavernöse Erkrankungsform nur bei gleichzeitig bestehender chronisch-obstruktiver Lungenerkrankung.

4. **Extrapulmonale Beteiligung.** Jedes Organsystem kann durch hämatogene Aussaat infiziert werden; andere Infektionswege sind selten.

5. **Aktiv fortschreitende Lungentuberkulose.** Die progressiv disseminierte Lungentuberkulose mit Befall der Lungen und anderer Organe kann innerhalb kurzer Zeit unter schweren Allgemeinerscheinungen und hohen Temperaturen zum Tode führen. Entweder handelt es sich um eine Primärinfektion mit fortschreitender Lungentuberkulose (Primärphtise), um Superinfektion einer noch nicht abgeheilten Primärinfektion oder um eine Reinfektion nach abgeheilter Primärinfektion. Bei Farbigen und Patienten mit Immundefizienz sind derartige Verläufe häufig; typisches Röntgenbild ist die „Schneegestöberlunge" (siehe Abb. 16–4).

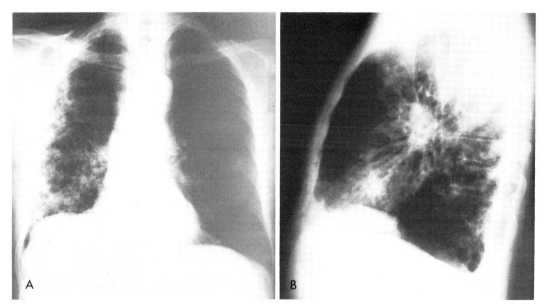

Abb. 16–2 Diffuse granulomatöse Pneumonie, wahrscheinlich bei Histoplasmose. Auf der p.a.- (A) und seitlichen Aufnahme (B) besteht ein diffuser pneumonischer Prozeß im Bereich der Peripherie der rechten Lunge mit geringem rechtsseitigen Volumenverlust. Das Infiltrat erscheint alveolär-interstitiell gemischt; ein häufiger Befund bei granulomatösen Pneumonien. Da keine wesentliche Lymphadenopathie besteht, wirkt diese Röntgenaufnahme wesentlich weniger typisch als Abb. 16–1

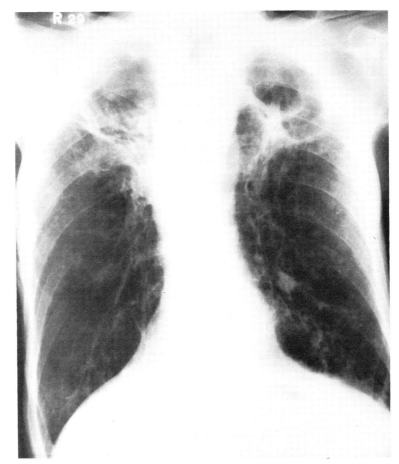

Abb. 16–3 Sekundärtuberkulose mit schwerer Vernarbung und Zystenbildung im Bereich beider Oberlappen. Beide Lungenflügel, vor allem in der linken Lungenperipherie und in Nähe zystischer Lungenveränderungen, weisen zahlreiche flaue und knotige Infiltrate auf. Das Mediastinum ist im oberen Anteil verbreitert; es besteht ein Emphysem. Die Aktivität des tuberkulösen Prozesses ist bei diesem Befund schwer zu beurteilen; der Nachweis flauer Verdichtungen und scharfer, dichter, linearer Narbenzüge spricht für eine aktive Tuberkulose

6. Hiläre und mediastinale Lymphadenopathie. Dieser Krankheitsverlauf bleibt meist klinisch stumm. Beschwerden können jedoch bei Kompression des Bronchialbaums, der Lungengefäße oder der Speiseröhre auftreten. Monate bis Jahre nach der Erstinfektion kommt es, vor allem bei Tuberkulose und Histoplasmose, seltener, wenn überhaupt, bei Kokzidioidomykose (Abb. 16–5), zur Verkalkung dieser Lymphknoten.

7. Residuen granulomatöser Infektionen. Zu Spätfolgen granulomatöser Infektionen gehören:

a) parenchymatöse, häufig teilweise oder vollständig verkalkte Knötchen (Abb. 16–6);

b) verkalkte Lymphknoten (Abb. 16–6);

c) Volumenverlust, unregelmäßige Fibrosierung und/oder Verkalkungen im Bereich der Oberlappen;

d) Verschwartung, Adhäsion und Verkalkung der Pleura (Abb. 16–7);

e) Verkalkungen im Bereich der Milz (praktisch ausschließlich bei Histoplasmose).

Die klassische durch Mykobacterium tuberculosis hominis verursachte Tuberkulose wird durch Tröpfcheninfektion von Mensch zu Mensch übertragen; die Isolierung offen Tuberkulöser ist zwingend.

Der Erreger kann längere Zeit in Erde oder Staub überleben. Da alle anderen granulomatösen Infektionen nur in den seltensten Fällen von Mensch

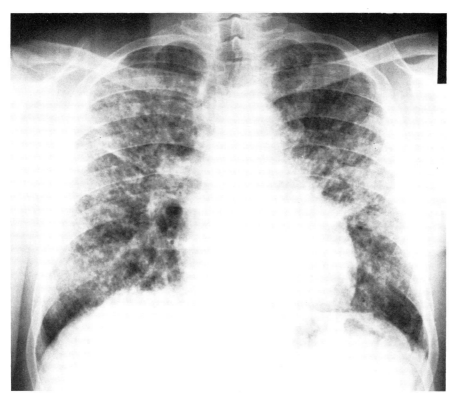

Abb. 16–4 Disseminierte Tuberkulose. Neben gleichmäßig verteilten, schlecht gegeneinander abgegrenzten Knötchen in beiden Lungenfeldern bestehen, besonders in der Lungenperipherie, kleinfleckige, alveoläre, miteinander konfluierende Infiltrate. Dieses Bild oder das der multiplen, scharf begrenzten kleinen Knoten (siehe Kapitel 5) ist für disseminierte granulomatöse Erkrankungen charakteristisch

Tabelle 16–1 Epidemiologie granulomatöser Erkrankungen

Erreger	häufige Verlaufsformen*	Epidemiologie (in den USA)
Mycobacterium tuberculosis	3, 2, 5, 1; 7a, b, c, d	in Großstädten, Gefängnissen, bei Immigranten
Atypische Mykobakterien	3, 7c	Gruppe III, vor allem Stamm Battey im Südosten der USA
		Gruppe I (Kansasii) im Süden und Mittelwesten der USA
Histoplasma capsulatum	6, 1, 5, 3; 7a–b, e	große Flußtäler einschl. des gesamten Mittelwestens und Südostens der USA
Coccidioides immitis	1, 4, 6, 7a	Wüsten im Südwesten und Kalifornien; bis zur östlichen Grenze von Texas
Blastomyces dermatitidis	1, 4	Südosten und Mittelwesten der USA
Cryptococcus neoformans	1, 4, 7a	überall in den USA

* Die Ziffern beziehen sich auf die auf den Seiten 86–93 genannten Erkrankungsformen granulomatöser Infektionen.

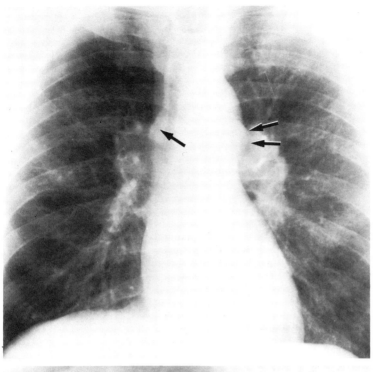

Abb. 16–5 Hiläre und mediastinale Lymphadenopathie bei granulomatöser Erkrankung. Beidseits bestehen eine Hilusverbreiterung und eine mediastinale Lymphadenopathie rechts paratracheal (Azygos-Gebiet – Einzelpfeil) und im Bereich des aorto-pulmonalen Fensters (Doppelpfeil). In beiden oberen Lungenfeldern erkennt man schummrige Infiltrate. Das Gesamtbild ist typisch für eine infektiöse oder nicht-infektiöse granulomatöse Erkrankung

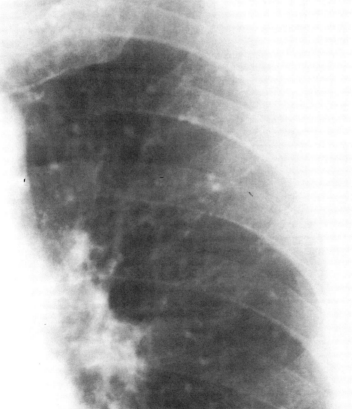

Abb. 16–6 Histoplasmose mit multiplen verkalkten Knötchen und Lymphadenopathie. Auf dieser Zielaufnahme stellen sich im Bereich des gesamten linken Oberlappens zahlreiche verkalkte Knötchen dar; die hilären Lymphknoten sind feinfleckig verkalkt. Derartige vollständig verkalkte Knötchen sind bei nicht-infektiöser Erkrankung, z. B. Silikose, häufiger als bei infektiöser Erkrankung, z. B. Histoplasmose, für die periphere Knötchen mit zentraler Kaverne geradezu typisch sind

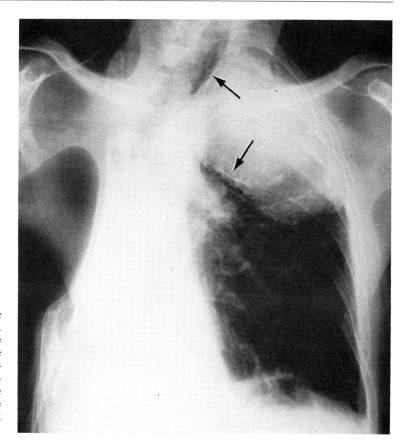

Abb. 16–7 Abgeheilte Tuberkulose postoperativ. In der linken Lungenspitze besteht eine große dichte Pleuraschwarte mit Kalkeinlagerung in die verbleibende Pleuraoberfläche (Pfeile). Die rechte Lunge ist nach Thorakoplastik vollständig kollabiert

zu Mensch übertragen werden, erübrigt sich eine Isolierung. Erregerreservoir dieser Erreger ist der Boden; gelegentlich kann es zu kleineren Epidemien kommen. Insekten sind in Einzelfällen, vor allem bei Histoplasmose, als Überträger identifiziert worden.

Zur Aktivitätsbestimmung granulomatöser Erkrankungen und zur Identifizierung des Erregers sind mikrobiologische Techniken heranzuziehen. Jede Änderung des Röntgenbefundes ist bis zum Beweis des Gegenteils als Ausdruck eines aktiven Prozesses anzusehen.

Sarkoidose (Morbus Boeck)

Die Sarkoidose ist eine häufige Erkrankung des jungen Erwachsenen; besonders betroffen sind farbige Amerikanerinnen; die Ursache ist unbekannt. Interessant ist das geographische Verteilungsmuster mit erhöhter Morbidität im Osten und Südosten der Vereinigten Staaten.

Bei Sarkoidose sind praktisch immer Lymphknoten (Abb. 16–8) und pulmonales Interstitium betroffen. Auch andere Organe können beteiligt sein. Im Frühstadium des Morbus Boeck sind die Patienten bei alleinigem Lymphknotenbefall häufig asymptomatisch. Die Diskrepanz zwischen röntgenologisch nachweisbar schwerem Befall vom Lymphknoten und Lungenparenchym und klinischem Bild ist ein wesentlicher diagnostischer Hinweis. Obwohl die Sarkoidose in der Regel sich selbst limitierend verläuft, kann der Befall des Lungenparenchyms bis zur Lungenfibrose (Abb. 16–9) fortschreiten. Die Konsequenz zur Steroidtherapie wird, um bleibende Schäden gering zu halten, gezogen, wenn der Krankheitsverlauf progredient ist und die Blutgasanalyse schwere Diffusionsstörungen anzeigt.

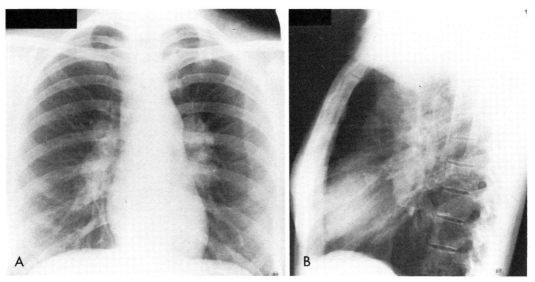

Abb. 16–8 Sarkoidose, Stadium I. Auf der p.a.-Aufnahme (A) besteht eine ausgeprägte beidseitige Hiluslymph-
knotenvergrößerung. Auch im Bereich des Mediastinums verbergen sich, insbesondere rechts paratracheal und im
aortopulmonalen Fenster, vergrößerte Lymphknoten. Wie für Morbus Boeck typisch, ist die Lymphknotenvergrößerung symmetrisch, die Hili erscheinen vom Mediastinum abgesetzt (stick out). Auf der seitlichen Aufnahme (B)
wird die die Lungenarterien umgebende multinoduläre Hilusverbreiterung deutlich

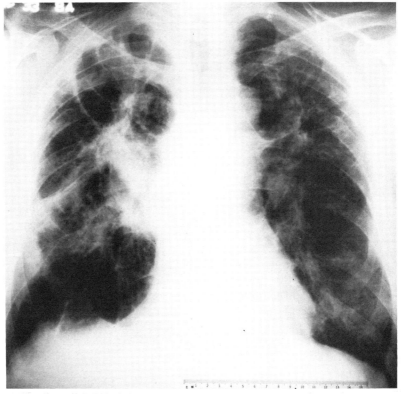

Abb. 16–9 Sarkoidose, Stadium III. Besonders in den Oberlappen ausgeprägte fibrobullöse Parenchymumwand-
lung. Der rechte Hilus ist von konfluierenden Infiltraten umgeben, das Mediastinum nodulär verbreitert. Die Größe
der Oberlappenzysten spricht bei dieser granulomatösen Erkrankung für eine Sarkoidose

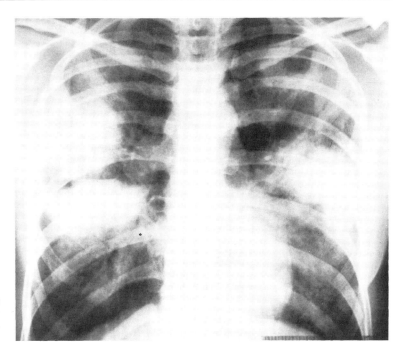

Abb. 16–10 Sarkoidose, Stadium II – „Alveoläres Sarkoid". In beiden Lungenfeldern bestehen, bevorzugt peripher gelegen, große Verdichtungsbezirke; vor allem an der linken Lungenbasis sind weniger gut abgegrenzte Infiltrate nachweisbar. Wie dies für Spätstadien typisch ist, kommt die Lymphadenopathie weniger deutlich heraus, da sie bereits rückläufig ist, während die parenchymatösen Veränderungen noch klar erkennbar sind

Häufigstes Röntgenmuster ist die symmetrische Vergrößerung von Hilus- und Mediastinallymphknoten ohne Befall des Lungenparenchyms (Abb. 16–8). Seltener kommt es gleichzeitig mit der Lymphknotenvergrößerung oder später zur Mitreaktion des Lungenparenchyms. Für eine Beteiligung sprechen retikuläre, retikulonoduläre Zeichnungsvermehrung und locker miteinander konfluierende Knötchen. Obwohl die Erkrankung pathohistologisch interstitiell angesiedelt ist, kann es bei schwerem Befall auch zur alveolären Konsolidierung mit flockiger Verdichtung und Luftbronchogramm (Abb. 16–10) kommen. Pleuraergüsse und wesentliche Kompressionssymptome durch vergrößerte Lymphknoten sind ungewöhnlich.

17 Pneumokoniosen und Aspiration

Luftwege und Lungenparenchym sind einer Vielzahl von Noxen, wie Gasen, Stäuben und Flüssigkeiten, ausgesetzt. Die daraus resultierenden Erkrankungen können sich in typischen Röntgenbildern manifestieren.

Pneumokoniosen (anorganische Stäube)

Silikose

Gefährdet durch die Inhalation lungengängiger, kieselsäurehaltiger Stäube sind Bergleute, Steinmetze, Porzellan- und Glasarbeiter, Sandstrahler, Gießereiarbeiter.

Als Reaktion auf Quarzstaub entwickelt sich ein bindegewebiges Knötchen mit entsprechend radiologisch interstitiell nodulärem Bild (Abb. 17–1) unter Bevorzugung der Lungenoberfelder, die im weiteren Krankheitsverlauf unter Volumenverlust fibrosieren. In Einzelfällen entwickelt sich aus der mikronodulären die makronoduläre Verlaufsform unter Bildung unregelmäßig begrenzter, dichter Verschattungen mit progressiver massiver Fibrose. In diesem Krankheitsstadium können klinische Symptomatik und Röntgenbefund ohne weitere Quarzstaubexposition fortschreiten (Abb. 17–2).

Die Mitbeteiligung der Hilus- und Mediastinallymphknoten äußert sich nur in mäßiger Lymphknotenvergrößerung, häufig mit charakteristischem Kalkrand (Eierschalenverkalkung). Patienten mit Silikose sind zur pulmonalen Tuberkulose prädisponiert, das Lungenkrebsrisiko ist nicht erhöht.

Asbestose

Gefährdet sind Arbeiter in asbestabbauenden Betrieben, asbestverarbeitenden Firmen, Arbeiter, die Asbest zur Isolierung (Fertighaus, Schiffsbau) verwenden, und Arbeiter in einer Vielzahl anderer Arbeitsbereiche. Selbst in der Umgebung von Asbestfabriken und bei Familienmitgliedern von Asbestarbeitern ist eine klinisch relevante Asbestexposition beobachtet worden. Die zunehmende Verwendung von Asbest stellt ein Gesundheitsrisiko von erheblichem öffentlichen Interesse dar.

Eine ausgeprägte Asbestexposition führt, vor allem im Bereich der Lungenbasis, zur diffusen interstitiellen Fibrose (Asbestose) (Abb. 4–5). Sie kann zur pulmonalen Insuffizienz führen.

Typische Pleuraveränderungen sind kleinste Ergüsse, Schwarten und multiple unregelmäßige Verkalkungen (Abb. 12–3 und 17–3). Verkalkungen im Bereich der Pleura diaphragmatica sind für die Asbestose pathognomonisch; klinisch sind sie von geringer Bedeutung.

Asbest ist bei der Entwicklung zahlreicher maligner Tumoren einschließlich bösartiger Lungengeschwülste, dem Mesotheliom von Pleura und Peritoneum und dem Magenkarzinom wesentlich beteiligt. Das maligne Mesotheliom der Pleura ist ein seltener, praktisch ausschließlich nach Asbestkontakt auftretender Tumor. Radiologisch ist er durch ausgeprägte Pleuraverdickung mit oder ohne begleitende Knötchenbildung und/oder Pleuraerguß (Abb. 12–8) gekennzeichnet. Der Tumor wächst lokal invasiv und führt ausnahmslos zum Tode. Beim benignen Mesotheliom, einem lokalen Pleuratumor mit oder ohne begleitenden Pleuraerguß, spielt Asbest ursächlich keine Rolle.

Zwanzig oder mehr Jahre nach bedeutsamer Asbestexposition entwickelt sich vielfach ein Bronchuskarzinom. Aufgrund statistischer Untersuchungen ist anzunehmen, daß es vor allem die Kombination von Asbestexposition und Zigarettenrauch ist, die bei einer erschreckend hohen Zahl von Patienten zum Bronchuskarzinom führt.

Benigne „Pneumokoniosen"

Mineralische Stäube

Eine Vielzahl von Mineralstäuben kann zu Veränderungen des Lungenparenchyms führen und gelegentlich klinische Symptome, wie Luftnot und Husten, auslösen; hierzu gehören Eisen, Wolframkarbid, Kupfer und Aluminium. Auch bei chronischer Belastung kommt es äußerst selten zu Krankheitsbildern ähnlich der Silikose oder Asbestose; da die „gutartigen" Stäube, wenn über-

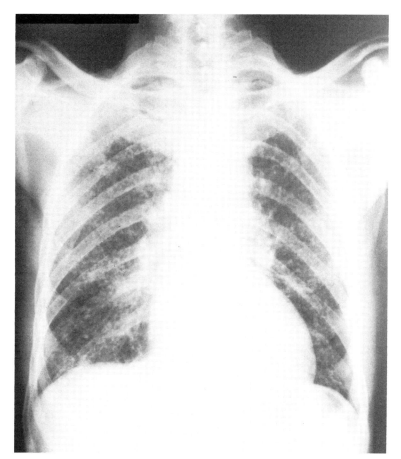

Abb. 17–1 Kleinknotige Silikose mit diffus interstitiell nodulärer (retikulo-nodulärer) Zeichnungsvermehrung über beiden Lungenfeldern. Die Hili sind beidseits durch Lymphadenopathie verbreitert. Dieses Bild ist für das Frühstadium der Silikose vor allem bei Arbeitern, die wie Sandstrahlbläser oder Glasmacher feinst verteilten Quarzstäuben ausgesetzt sind, typisch. „Kleinknotig": alle Knötchen unter 1 cm Durchmesser

haupt, nur zu geringer Fibrosierung des Lungengewebes führen. Häufigster radiologischer Befund sind kleinste interstitiell gelegene Knötchen (Abb. 17–1). Sie stellen Staubablagerungen im interstitiellen Lungengewebe dar, die in der Regel weit weniger Beschwerden bereiten, als das Ausmaß des radiologischen Befundes vermuten ließe. Da eine Vielzahl dieser Mineralien aus siliziumhaltigem Gestein gewonnen wird, sei daran erinnert, daß auch bei diesen Patienten die Gefahr einer Silikose gegeben ist.

Organische Stäube

Eine große Anzahl organischer Teilchen, einige Pilze eingeschlossen, sind in der Lage, allergische Reaktionen der Lunge auszulösen (allergische interstitielle Pneumonie – Hypersensitivity pneumonitis, allergische Alveolitis), ohne daß ein infektiöses Agens beteiligt wäre. Radiologische Manifestationen können fehlen. Nicht selten wird ein diffus fleckiges, interstitielles oder alveoläres Muster beobachtet (Abb. 17–4).

Wiederholte Exposition kann zur pulmonalen Fibrose mit bleibender respiratorischer Insuffizienz führen (z.B. Farmerlunge). Die Diagnose stützt sich auf Anamnese und Labordaten. Nach gegenwärtig klinischem Eindruck sind es die in Klimaanlagen, Heizsystemen und Luftbefeuchtern beheimateten Erreger, die vergleichbare Krankheitsbilder und Röntgenbefunde hervorrufen.

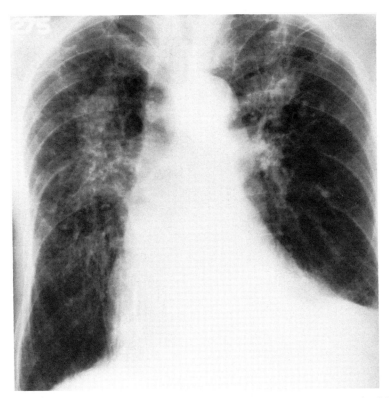

Abb. 17–2 Chronische, „komplizierte" Silikose. In den mittleren Anteilen beider Lungenoberfelder finden sich unscharf begrenzte, schleierige Verdichtungen (Agglomeration multipler Knötchen oder massive progressive Lungenfibrose). Das Volumen beider Oberlappen ist vermindert. Vornehmlich im linken Hilus erkennt man zarte Verkalkungen. Über die ganze Lunge verteilt, finden sich mit Bevorzugung der oberen Lungenfelder unregelmäßig geformte Knötchen. Der Begriff „kompliziert" entspringt der nie sicher bestätigten Ansicht, daß bei derartigen Konglomerattumoren (definitionsgemäß größer als 1 cm im Durchmesser) die Silikose durch Tuberkulose oder eine andere Zusatzerkrankung kompliziert werde

Aspiration

Mageninhalt

Beim Bewußtlosen oder Bewußtseinsgetrübten kann es zu Aspiration von Magensaft nach Erbrechen kommen. Dies geschieht besonders häufig in Narkose oder nach Schädelhirntraumen. Große Mengen sauren Mageninhalts bewirken eine diffuse Lungenschädigung, die innerhalb von Sekunden zum Tode führen kann, oder es entwickeln sich Sekundärinfektionen, ein Atemnotsyndrom des Erwachsenen oder eine Lungenfibrose. Diese diffus-fleckigen Verdichtungsgebiete können einem Lungenödem (Abb. 17–5) ähneln; mitunter verursachen sie ein noch unregelmäßigeres Bild.

Sekrete der oberen Luftwege

Sekrete können vom Bewußtlosen oder komatösen Patienten aspiriert werden. Bei purulenten, erregerreichen Sekreten kann es zu Pneumonie und/oder Lungenabszeß kommen. Dies gilt auch für Patienten mit schlechter Mundhygiene, die aerobe und anaerobe Keime aspirieren. Auch die Pneumokokkenpneumonie kann sich auf diesem Wege entwickeln. Da die Schwerkraft für die Verteilung der Erreger innerhalb der Lunge mitverantwortlich ist, entwickeln sich Lungenabszesse vor allem in den posterioren Segmenten der Oberlappen oder den oberen Segmenten der Unterlappen. Kommt es nicht im Liegen zur Aspiration, können andere Segmente befallen sein.

Übler Mundgeruch oder schwere Zahnfleischerkrankungen sind diagnostische Hinweise. Der Lungenabszeß wird vor allem bei Alkoholikern oder nach alkohol- oder drogeninduzierter Bewußtlosigkeit gesehen.

Verschluckte Speisen und Getränke

Patienten mit neurologischen Erkrankungen, Funktionsstörungen von Luft- und Speisröhre aufgrund angeborener Fehlbildungen, eines Divertikels, von Neoplasien, Traumen oder Operationen können während oder nach der Nahrungsaufnahme aspirieren. Verschluckte Nahrungsmittel schädigen das Lungenparenchym in der Regel weniger als Mageninhalt oder infektiöses Material aus Mund- und Nasenrachenraum. Häufig findet man beim asymptomatischen Patienten auf der Röntgenthoraxaufnahme fleckige Verdichtungen ohne Kavernenbildung; auch hier ist das Verteilungsmuster abhängig davon, in welcher Position sich der Patient während der Aspiration befindet; da dies meist in aufrechter Körperhaltung geschieht, sind vor allem basisnahe Lungenpartien

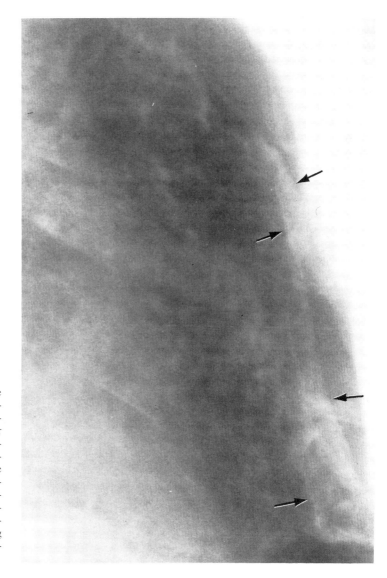

Abb. 17–3 Pleuraschwarte bei Asbestose. Bei diesem Patienten mit langjähriger Asbestexposition erkennt man auf der Zielaufnahme des linken Lungenmittelfeldes eine streifenförmige, teilweise verkalkte Pleuraschwarte. Derartige Befunde sind meist beidseits nachweisbar. Bei einseitigem Vorkommen ist eine ältere entzündliche Pleuraerkrankung wahrscheinlicher als eine Asbestose.

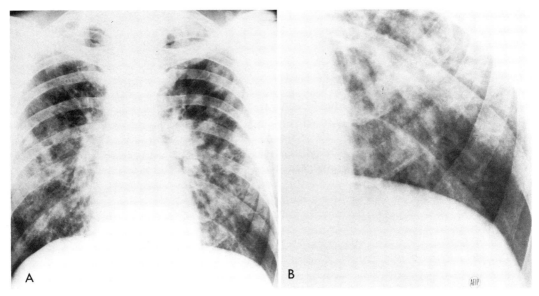

Abb. 17–4 Allergische interstitielle Pneumonie – „air conditioner lung". Auf der p.a.-Aufnahme (A) zeigt sich ebenso wie auf der Zielaufnahme des linken Unterlappens (B) ein gemischt alveolär-interstitielles Infiltrat. Die Hili sind beidseits durch Lymphknotenvergrößerung verbreitert, wie dies bei ca. 25 % der Fälle zu beobachten ist (AFIP negative Nr. 69/11 208)

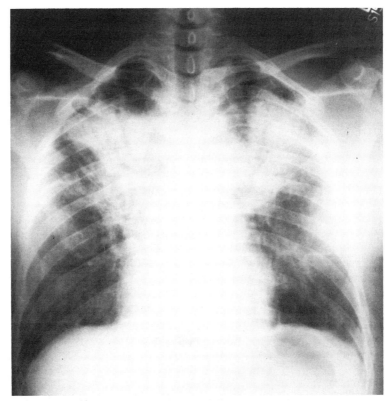

Abb. 17–5 In beiden Lungenoberfeldern, vor allem in der perihilären Region, bestehen ausgedehnte Verdichtungen mit deutlichem Luftbronchogramm. Die Infiltrate liegen in den posterioren Segmenten der Oberlappen, da der Patient nach Schädelhirntrauma auf dem Boden liegend aspirierte

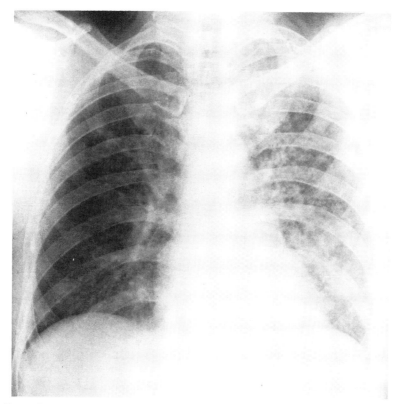

Abb. 17–6 Zustand nach Ertrinken. In der linken Lunge mehr als rechts besteht ein alveolär-noduläres, nicht pathognomonisches Zeichnungsmuster. Es könnte sich ebenso um eine diffus-fleckige Pneumonie oder Pneumonitis handeln (AFIP negative Nr. 61/5948)

betroffen. Wiederholtes Verschlucken kann zur chronischen Pneumonie und/oder Lungenfibrose führen. Bei Aspiration fettigen Materials (z. B. Erdöl, Petroleum) kann es durch Fremdkörperreaktion des Lungengewebes zur chronischen Lipidpneumonie (Ölpneumonie), deren Erscheinungsbild zur Verwechslung mit neoplastischen Prozessen Anlaß geben kann, kommen.

Ertrinken

Beim Ertrinken werden in der Regel große Mengen Süß- oder Salzwasser aspiriert. Radiologisch äußert sich dies in einem Lungenödem oder fleckiger Verdichtung (Alveolarknoten) (Abb. 17–6). Sekundärinfektionen sind häufig.

Der Laryngospasmus ist eine häufige Todesursache bei Ertrinkenden (trockenes Ertrinken). Gelegentlich entwickelt sich bei dem vom Ertrinken

Geretteten Stunden bis Tage nach anfänglich unauffälligem Röntgenbild, wahrscheinlich auf dem Boden eines adulten Atemnotsyndroms (ARDS), ein dem Lungenödem ähnliches Muster.

Kontrastmittel

Kontrastmittel, das zur Untersuchung von Speiseröhre und oberem Magen-Darm-Trakt verwendet wird, wird häufig aspiriert, da Störungen des Schluckaktes oder Passagebehinderung zur Aspiration prädisponieren. Bariumsulfat kann, wenn es bis in die peripheren Luftwege vorgedrungen ist, lange Zeit in der Lunge verbleiben. Hyperosmolare Kontrastmittel (z. B. Gastrografin® und Hypaque®) reizen Bronchien und Lunge. Die reaktive Flüssigkeitsausscheidung in Bronchien und Alveolen, die radiologisch als Lungenödem imponiert, ist lebensbedrohlich.

18 Kardiovaskuläre Erkrankungen

Die Aufnahme von Spezialtechniken zur Untersuchung kardiovaskulärer Erkrankungen würde den Rahmen dieses Buches sprengen. Beabsichtigt ist eine Übersicht über die auf der üblichen Röntgenthoraxaufnahme zu beobachtenden Veränderungen an Herzschatten, Lungen und Gefäßen des großen und kleinen Kreislaufs.

Angeborene Normvarianten

Situs inversus (mit spiegelbildlicher Lage der Eingeweide einschließlich der des Abdomens) und Dextrokardie ohne Situs inversus sind leicht zu diagnostizieren, wenn die Seitenmarkierung der Röntgenaufnahme beachtet wird.

Der Arcus aortae dexter kann mit angeborenen Herzfehlern vergesellschaftet sein, meist handelt es sich jedoch um eine unbedeutende isolierte Fehlbildung (Abb. 18–1). Häufig täuscht eine Erweiterung des linksseitigen Subklaviaabgangs einen normalen Aortenbogen vor. Hinweise auf die korrekte Diagnose sind: Impression der Trachea und des Ösophagus durch den nach rechts kreuzenden Aortenbogen, rechtsseitig deszendierende Aorta, charakteristische Verdichtung hinter Trachea und Ösophagus durch den erweiterten Ursprung der linken Arteria subclavia auf der seitlichen Aufnahme.

Kardiomegalie

Der Nachweis einer Kardiomegalie durch Röntgenthoraxaufnahme stellt ein kniffliges Problem dar. Häufig wird das Verhältnis von **H**erztransversaldurchmesser (TH) zu **L**ungentransversaldurchmesser (TL) zur Beurteilung herangezogen. Dieser Herzlungenquotient (TH : TL) liegt im Durchschnitt bei Kindern um 1:1,90, bei 20jährigen um 1:1,92, bei 30jährigen um 1:1,95. Bei gesunden Erwachsenen liegen pathologische Werte vor, wenn ein Verhältniswert von zwischen 0,45 und 0,55 unter- bzw. überschritten wird. Leider gehen die äußere Körpergestaltung und der Inspirationsgrad wesentlich in die Messung ein; nützlich ist sie nur zur Verlaufsbeobachtung, gleichen Inspira-

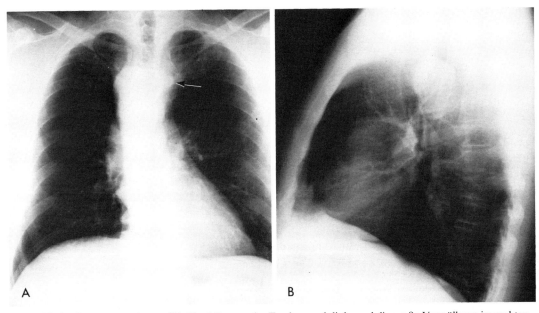

A   B

Abb. 18–1 Arcus aortae dexter. Die Verdrängung der Trachea nach links und die große Vorwölbung im rechten oberen Mediastinum sind nicht zu übersehen. Man beachte die prominente linksseitige Arteria subclavia auf der p.a.-Aufnahme (Pfeil) (A) und auf der seitlichen Aufnahme (B) die ausgeprägte Verdrängung der Trachea nach ventral

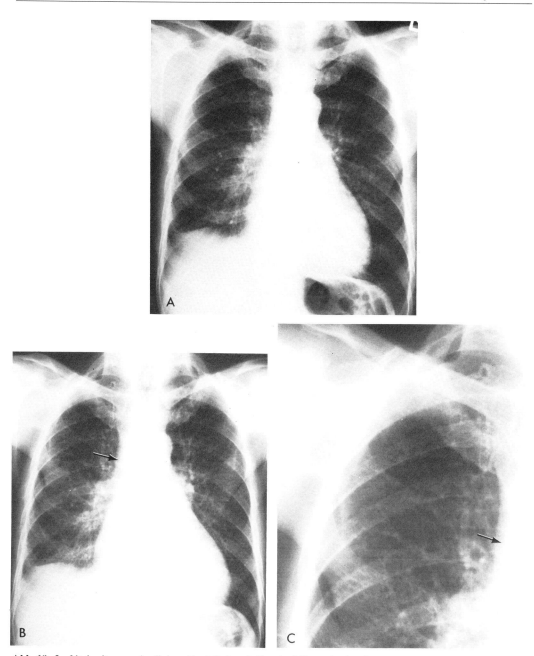

Abb. 18–2 Verbreiterung des linken Ventrikels mit Druckerhöhung in den Lungenvenen und erweiterter Vena azygos. Auf dem Röntgenbild (A), aufgenommen vor Eintritt eines Herzinfarkts, bestehen lediglich eine geringe Herzerweiterung und zwerchfellnahe Pleuranarben. Die Lungengefäßzeichnung erscheint normal. Auf der p.a.-Aufnahme (B) und der Zielaufnahme (C) des rechten oberen Lungenfeldes nach Infarkt besteht jetzt eine vorübergehende Verbreiterung des Herzens, wie sie für linksventrikuläre Dilatation typisch ist, gleichzeitig Erweiterung der Gefäße des oberen Lungenfeldes und der Vena azygos (Pfeil). Auch das obere Mediastinum ist aufgrund einer erweiterten oberen Hohlvene als Zeichen einer zusätzlichen Insuffizienz des rechten Ventrikels verbreitert

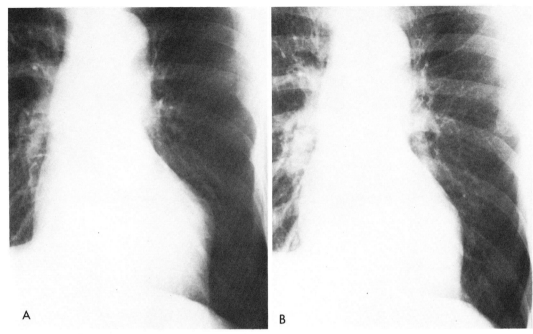

Abb. 18–3 Aneurysma des linken Ventrikels. Entlang des linken Herzrandes erkennt man auf Aufnahme (A) im Vergleich zu der Voraufnahme (B) mit normalem linken Herzrand, nach Myokardinfarkt infolge aneurysmatischer Erweiterung der linken Herzwand, eine deutliche Vorwölbung

tionsgrad vorausgesetzt (siehe Abb. 18–5). Geringe, wenn auch deutlich sichtbare Veränderungen lassen sich häufig durch vergleichende Herzfernaufnahmen in unterschiedlichen Phasen der Herzaktion klären. Informationen sind: Kontur des Herzschattens, klinischer Bezug zu Röntgenbefund, EKG und Ultraschalluntersuchung des Herzens. Andere Meßverfahren an kardialen und vaskulären Strukturen haben aufgrund der Streubreite des Normalen und ihrer Abhängigkeit von technischen Faktoren meist keine klinische Bedeutung.

Vergrößerung der Herzkammern

Zur Beurteilung der Funktion der Herzkammern liefern klinische Methoden, EKG und Ultraschallverfahren relativ einfach verläßliche Resultate; gelegentlich lassen sich auch mit Herzfernaufnahmen charakteristische Befunde gewinnen. Eine Verbreiterung der aszendierenden Aorta ist wesentlicher Schlüssel für linksventrikuläre Herzerkrankungen, während die Verbreiterung der Pulmonalarterien eine Funktionsstörung des rechten Ventrikels vermuten läßt.

Charakteristische Zeichen sind:

Linker Ventrikel. Auf der seitlichen Aufnahme Verbreiterung der Herzsilhouette postero-inferior oder auf der p.a.-Aufnahme Ausbuchtung des unteren linken Herzrandes (Abb. 18–2 und 18–3).

Rechter Ventrikel. Auf der seitlichen Aufnahme Verbreiterung der Herzsilhouette antero-superior (retrosternal).

Linker Vorhof. Deutlichster Hinweis auf eine Vergrößerung des linken Vorhofs (Abb. 18–4) ist die Impression des bariumgefüllten Ösophagus auf seitlicher Aufnahme und im 1. schrägen Durchmesser. Auf der Herzfernaufnahme äußert sich die Vergrößerung des linken Vorhofs gelegentlich in einer Überlagerung des rechten Herzrandes; bei zunehmender Vorhofgröße wird der linke Hauptbronchus nach oben verdrängt. Auf der p.a.-Aufnahme ist die Konvexität des linken Herzrandes am Übergang vom mittleren zum oberen Drittel meist durch das vergrößerte linke Herzohr verursacht; Vergrößerung dieser Herzanteile sind für rheumatische Herzerkrankungen typisch.

Rechter Vorhof. Eine Vergrößerung des rechten Vorhofs läßt sich mit normalen Herzfernaufnah-

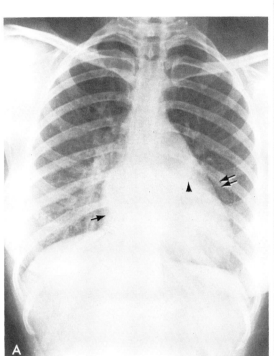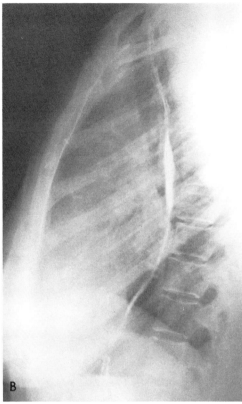

Abb. 18–4   Mitralstenose rheumatischer Genese mit Erweiterung des linken Vorhofs. Auf der p.a.-Aufnahme (A) wölbt der linke Vorhof den rechten Herzrand (Einzelpfeil) vor, die Vorbuckelung des linken Herzrandes wird durch Vergrößerung des linken Herzohrs (Doppelpfeil) hervorgerufen. Der linke Hauptbronchus (Pfeilspitze) ist angehoben. Auf der seitlichen Aufnahme (B) mit Ösophagusbreischluck imprimiert der vergrößerte linke Vorhof die Vorderwand des unteren Ösophagus; dieser nimmt vor Durchtritt durch das Zwerchfell seine normale Lage wieder ein

men von einer Vergrößerung der rechten Herzkammer kaum trennen, gelegentlich kommt es zur Prominenz des rechten oberen Herzrandes auf der p.a.-Aufnahme.

Aorta und Truncus brachiocephalicus

Auf dem Boden arteriosklerotischer Veränderungen beobachtet man mit zunehmender Häufigkeit nach dem 35. Lebensjahr Verkalkungen, gewundene Verläufe und Verbreiterung der großen intrathorakal verlaufenden Arterien; nach dem 50. Lebensjahr sind diese Veränderungen derart häufig, daß sie eher die Regel als die Ausnahme sind. Aneurysmen dieser Gefäße sind meist Folge arteriosklerotischer Veränderungen, andere Ursa-

chen sind Syphilis, Traumen, Infektionen und prädisponierende angeborene Gewebsschwächen (Abb. 18–5).

Sind Tumoren des mittleren Mediastinums von einem schmalen Kalksaum begleitet, ist dies ein wichtiges Indiz für ein Aneurysma. Gelegentlich müssen Schichtaufnahmen oder Computertomogramme zum Nachweis derartiger Verkalkungen, die nur beim frischen Aortenaneurysma fehlen, herangezogen werden.

Dissezierende Aortenaneurysmen sind Folge arteriosklerotischer Veränderungen und/oder durch Traumen bedingt. Sie können zu einer akuten Verbreiterung des Aortenschattens (Abb. 18–6) führen. Kleinere dissezierende Aneurysmen lassen sich, selbst bei unauffälliger Herzfernaufnahme, häufig nur mit der Computertomographie

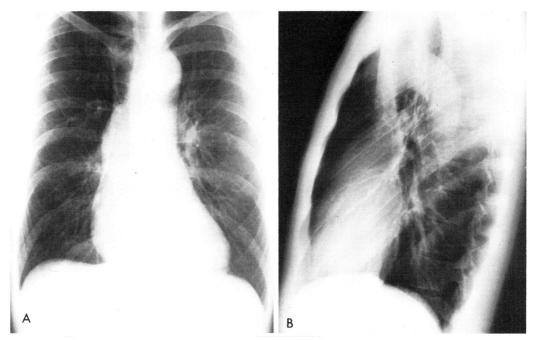

Abb. 18–5   Allgemeine Aortendilatation bei Marfan-Syndrom. Auf der p.a.- (A) und der seitlichen Aufnahme (B) wird eine ausgeprägte Verbreiterung der aszendierenden Aorta und des Aortenbogens ohne wesentliche Ausweitung und Schlängelung der deszendierenden Aorta erkennbar. Eine derartige Erweiterung der aszendierenden Aorta ist auch bei Hypertension und valvulärer Aortenstenose (poststenotische Dilatation) zu beobachten

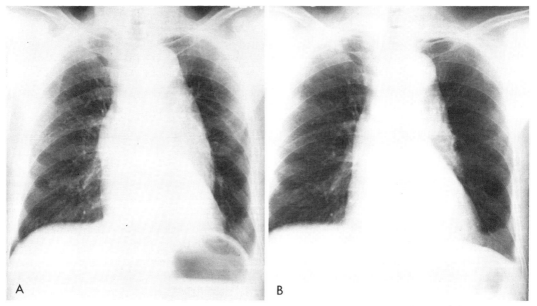

Abb. 18–6   Dissezierendes Aortenaneurysma der Aorta descendens. Auf der p.a.-Aufnahme (A) besteht eine massive Erweiterung der deszendierenden Aorta, die auf der Voraufnahme (B) des mit schweren Brustschmerzen erkrankten Patienten noch nicht nachweisbar ist. Ohne Vergleichsaufnahme wäre eine Aufweitung der deszendierenden Aorta weniger beweisend, da arteriosklerotische Dilatationen bereits zu derartigen Veränderungen führen können

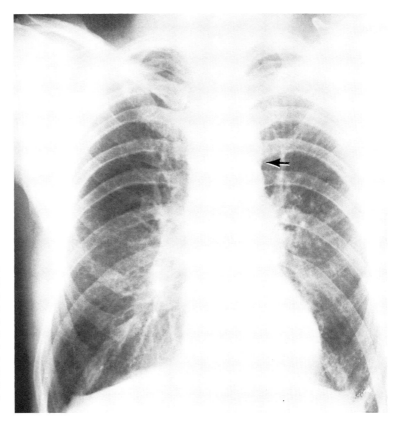

Abb. 18–7 Pseudoisthmusstenose der Aorta. Bei diesem offensichtlichen Konturabbruch im Bereich der deszendierenden Aorta (Pfeil) handelt es sich, auch wenn echte Aortenisthmusstenosen häufig ein ähnliches Bild liefern, lediglich um einen hämodynamisch unbedeutsamen Konturdefekt ohne Krankheitswert

nachweisen; letztlich ist die Diagnose durch Aortographie abzusichern.

Eine isolierte Erweiterung der aszendierenden Aorta (Abb. 18–5) ist meist Folge einer Aortitis, syphilitischer Mediasklerose, Aortenklappenstenose oder eines Bluthochdrucks.

Bei Aortenisthmusstenose werden mehrere Formen unterschieden. Bei der häufigsten adulten oder postduktalen Aortenisthmusstenose bestehen eine umschriebene Einengung knapp hinter dem Abgang der linken Arteria subclavia. Die Diagnose ist, da diese Hochdruckursache operativ zu beseitigen ist, von Bedeutung. Zu den radiologischen Befunden (Abb. 18–7 und 18–8) gehören:

1. Einkerbung der glatten Kontur proximal der deszendierenden Aorta, wobei diese Kerbe entweder durch die Verengung der Aorta selbst, häufiger jedoch durch den Abgang der erweiterten linken Arteria subclavia, über die der Kollateralkreislauf zur Umgehung der Isthmusstenose gespeist wird, bedingt ist.

2. Ausformung einer zusätzlichen Mediastinalvorbuckelung über dem Aortenbogen durch die erweiterte linksseitige Arteria subclavia.

3. Ausgeprägte aszendierende Aorta bei hypoplastischer deszendierender Aorta.

4. Rippenusuren, vor allem am Unterrand des mittleren Drittels der 3. bis 9. Rippe mit nicht immer symmetrischer Ausprägung.

5. Hinweise auf andere erweiterte Kollateralgefäße wie eine unregelmäßige retrosternale Verdichtung bei verdickter Arteria mammaria interna.

Vena azygos

Die Vena azygos verläuft kopfwärts entlang des Ösophagus, um dann in einem Bogen nach vorne in die Vena cava superior einzumünden. Der vordere Teil dieses Bogens wird häufig rechts der Trachea knapp oberhalb des Abgangs des rechten Hauptbronchus (Abb. 18–2) orthograd getroffen.

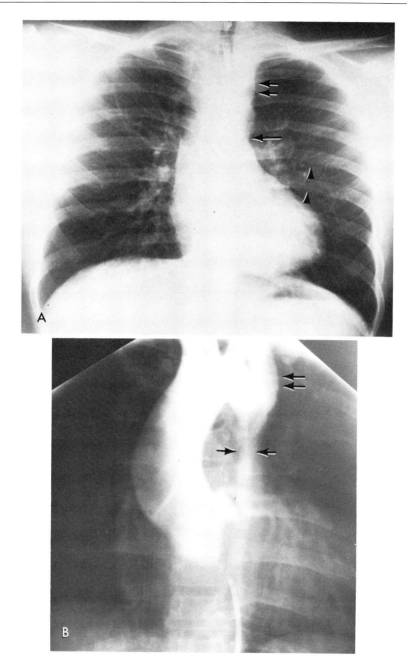

Abb. 18–8 Aortenisthmusstenose. Auf der p.a.-Aufnahme (A) besteht gegenüber dem vorherigen Fall einer Pseudoisthmusstenose (Abb. 18–7) eine weit weniger ausgeprägte Konturunterbrechung des Aortenbogens. Deutlich sichtbar ist die erweiterte linksseitige Arteria subclavia (Doppelpfeil). Die aszendierende Aorta ist verbreitert und es bestehen zarte Rippenusuren (Pfeilspitzen). Bei Aortographie läßt sich eine erhebliche Einengung der Aorta (zwischen den Pfeilen) und Erweiterung der linken Arteria subclavia (Doppelpfeil) demonstrieren

Verlängerung oder Verdickung (größer als 10 mm) der Vena azygos können Folge sein von:

1. Normvariante oder angeborene Anomalie

2. Herzinsuffizienz (vor allem Rechtsherzinsuffizienz)

3. Kollateralkreislauf im Gebiet der Vena azygos bei Obstruktion der großen Venen

4. Portale Hypertension

5. Konstriktive Perikarditis oder Herztamponade.

Verkalkungen

Bei ständiger Bewegung der kardiovaskulären Strukturen sind vor allem zarte Verkalkungen besser unter Durchleuchtung zu erkennen. Folgende Kalkeinlagerungen werden beobachtet:

1. Plaqueähnliche Verkalkungen in der Wand von Aorta und Truncus brachiocephalicus, meist auf dem Boden einer Arteriosklerose.

2. Verkalkungen in den Aorten- und Mitralklappen, ausnahmslos Hinweis auf eine ausgeprägte Schädigung dieser Klappen. Während Verkalkungen der Mitralklappen meist rheumatischer Genese sind, kann es sich bei denen der Aortenklappen auch um eine idiopathische kalzifizierende Aortenklappenstenose handeln.

3. Verkalkungen des Mitralrings sind im Gegensatz zu Verkalkungen der Klappen meist dicht, flockig und deshalb auch auf Standardaufnahmen als halbmondförmige Schatten in Herzmitte (Abb. 18–9) zu sehen. Die Ursache dieser meist bei älteren Frauen feststellbaren Veränderungen sind ohne klinische Relevanz.

4. Auf Röntgenthoraxaufnahmen sind schienenähnliche Verkalkungen der Herzkranzgefäße (Abb. 18–10) relativ häufig zu sehen und verläßlicher Hinweis auf eine ausgeprägte Arteriosklerose. Die Durchleuchtung ist gegenüber der Herzfernaufnahme ein sowohl empfindlicheres wie spezifischeres Verfahren.

5. Verkalkungen des Herzbeutels werden an beliebiger Stelle in unterschiedlichem Ausmaß beobachtet (Abb. 18–11 und 18–12). Sie sind häufig so groß und dicht, daß sie auch auf Standardaufnahmen zur Darstellung kommen. Ursächlich

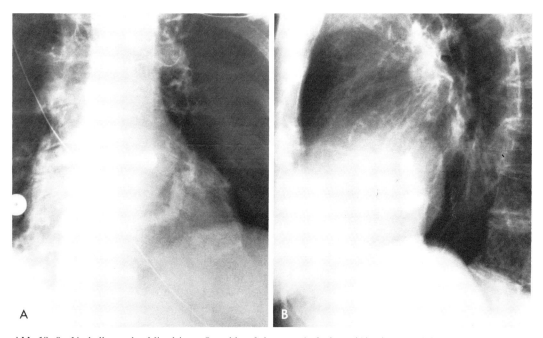

A   B

Abb. 18–9 Verkalkung des Mitralrings. Sowohl auf der p.a.-Aufnahme (A) wie der seitlichen Aufnahme (B) dieser älteren Frau erkennt man deutlich eine auf der p.a.-Aufnahme zum Zwerchfell und auf der seitlichen Aufnahme zum hinteren Herzrand hin konvexe Verkalkung. Auch in Gefäßen, Bronchien und Knorpeln der vorderen Rippen sind feinfleckige Verkalkungen nachzuweisen

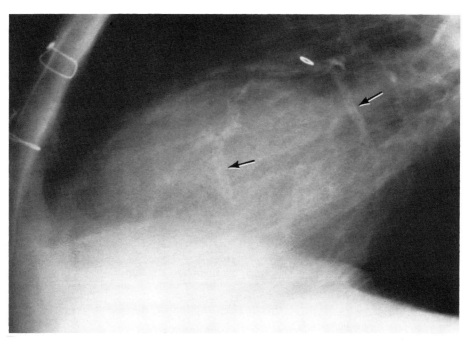

Abb. 18–10 Verkalkung der Herzkranzgefäße. Auf dieser seitlichen Aufnahme bestehen ungewöhnlich ausgeprägte Verkalkungen der Herzkranzgefäße. Ein Klipp und Sternaldrahtnähte weisen darauf hin, daß bei diesem Patienten ein koronarer Bypass angelegt wurde

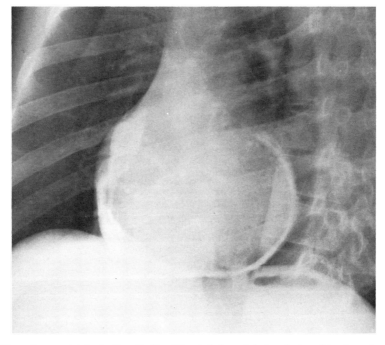

Abb. 18–11 Panzerherz nach tuberkulöser Perikarditis. Auf dieser Schrägaufnahme ist nahezu das ganze Perikard verkalkt. Als Nebenbefund besteht eine Verkalkung der Längsbänder bei Spondylitis ankylopoetica (Morbus Bechterew)

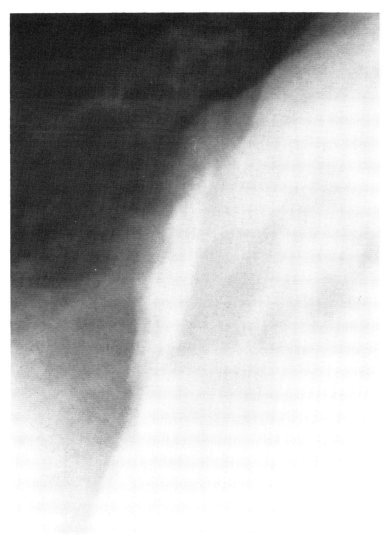

Abb. 18–12 Lokalisierte Perikardverkalkung. Auf dieser Zielaufnahme des rechten Herzrandes in Schrägprojektion kommt eine verkalkte Perikardschwiele zur Darstellung, ein wesentlich typischeres Bild als Abb. 18–11

wird eine vorangegangene Perikarditis, häufig tuberkulöser Natur, angenommen; oft bleibt die Genese im dunkeln.

6. Herzwandaneurysmen nach Infarkt lagern hin und wieder Kalk in Form kleiner streifiger Verdichtungen ein.

Erkrankungen des Perikards

Perikardergüsse lassen sich mittels Ultraschallverfahren wesentlich genauer erkennen und quantifizieren als durch Röntgenuntersuchung; besonders gilt dies für asymmetrische oder abgekapselte Ergüsse. Auf Herzfernaufnahmen sind Schlüssel zur Diagnose eine große amorphe Herzsilhouette im Vergleich zu Voraufnahmen, schnelle Änderung der Größe des Herzschattens und eine diffuse Kardiomegalie ungeklärter Genese vor allem bei Miterkrankung der Pleura. Bei hochgradig Adipösen kann epikardiales Fett parallel zur angeblichen Herzgrenze eine streifige Aufhellung verursachen. Dieses „Fettpolster" ist deutlicher auf Seit- oder Schrägaufnahmen, vor allem jedoch bei Durchleuchtung zu erkennen. Bei bestimmten Krankheitsbildern (z. B. Urämie und Lupus erythematodes disseminatus) ist immer an die Möglichkeit eines Perikardergusses zu denken.

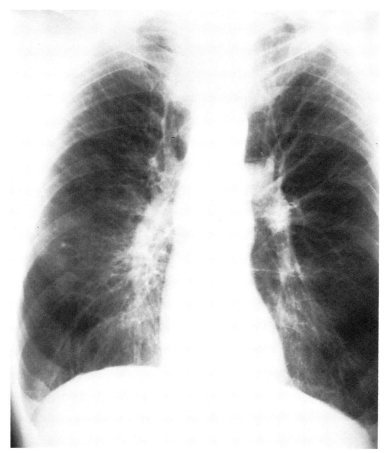

Abb. 18–13 Pulmonale Hypertonie bei chronisch-obstruktiver Lungenerkrankung. Auf der p.a.-Aufnahme sind
· die Gefäße des Oberlappens breiter als die der unteren Lungenfelder; es muß sich hierbei um Arterien handeln, da
sie deutlich sichtbar aus den großen Lungenarterien beider Seiten entspringen. Es ist wichtig, diesen Befund von dem
einer venösen pulmonalen Hypertonie (Lungenstauung bei Linksherzinsuffizienz) zu unterscheiden, bei der die
verbreiterten Oberlappengefäße sich nicht bis zu den großen Lungenarterien verfolgen lassen

Ein teilweises Fehlen des Perikards (meist links-seitig) kann angeboren oder Folge operativer Eingriffe oder penetrierender Verletzungen sein. Nur selten kommt es durch einen derartigen Defekt zur Herniation des ganzen Herzen.

Herzinsuffizienz

Die radiologischen Befunde einer Herzinsuffizienz können vor allem beim Bettlägerigen dem klinischen Bild vorauseilen. Leider fehlt diesen diskreten Befunden häufig die letzte Sicherheit, da technische Mängel, unterschiedliche Inspirationsphasen, Adipositas und chronische Lungen-

erkrankungen widersprüchliche Veränderungen an Lungenstrombahn und interstitieller Struktur bedingen.

Bei Rechtsherzinsuffizienz kann es zur Vergrößerung der Vena azygos oder der Vena cava superior oder beider und Pleuraergüssen kommen. Hinweis hierauf sind Vergrößerung des rechten Ventrikels, Verbreiterung der Lungenarterien (Abb. 18–13) und diffuse, vor allem chronisch-obstruktive Lungenerkrankungen. Am häufigsten ist die biventrikuläre Herzinsuffizienz.

Beim Linksherzversagen werden mindestens drei Stadien unterschieden. Sie treten in fester Reihenfolge auf. Die beiden ersten Stadien können

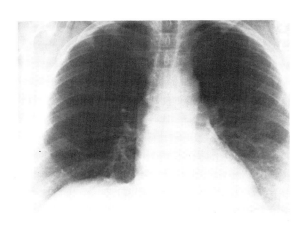

A

Abb. 18–14 Herzinsuffizienz mit Lungenvenen-
stauung und interstitiellem Ödem. Auf der p.a.-
Aufnahme (A) vor Krankheitsbeginn entsprechen
Herzgröße und Lungengefäßzeichnung der Norm.
Die Gefäße der Oberlappen sind kaum erkennbar.
Mit Beginn der Symptomatik (B) entwickelt sich
eine diffuse Kardiomegalie mit erweiterten Gefäßen und geringer Unschärfe der Hili. Auf der
Zielaufnahme des linken oberen Lungenfeldes (C)
erkennt man die nicht aus dem linken Pulmonalishauptstamm entspringenden, erweiterten Venen
des linken Oberlappens. Zwei Tage später hat auf
den Aufnahmen (D) und (E) das Herz an Größe
zugenommen; die Vena azygos ist erweitert; es hat
sich ein großer rechtsseitiger Pleuraerguß entwik-
kelt. Die Oberlappenvenen sind jetzt noch stärker
dilatiert (E) als auf den Voraufnahmen (B und C).
Die Venen der unteren Lungenfelder sind aufgrund des perivaskulären Ödems, vor allem hinter
dem Herzen, zunehmend unscharf gezeichnet

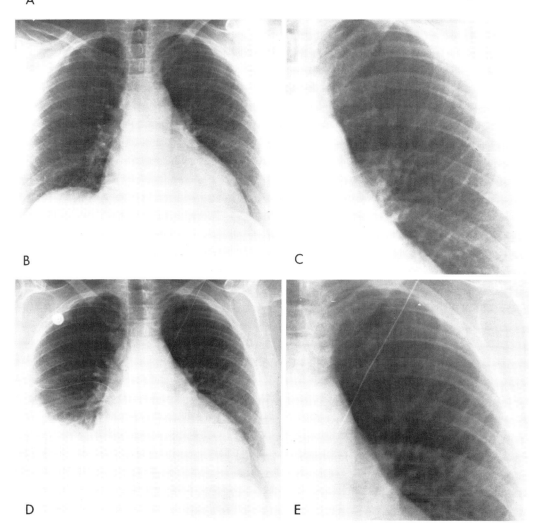

B

C

D

E

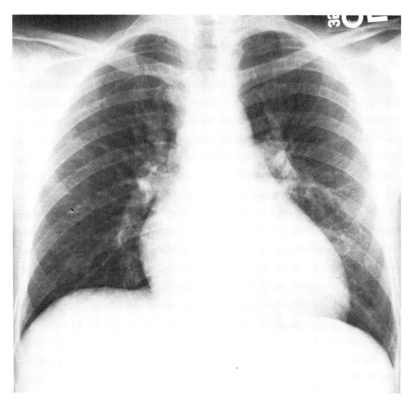

Abb. 18–15 Herzinsuffizienz, interstitielles Ödem. Auf der p.a.-Aufnahme besteht, vor allem im linken Unterfeld, eine diffus retikuläre Zeichnungsvermehrung. Die Gefäße der Oberlappen sind erweitert, die Vena azygos vergrößert, das Herz allseits verbreitert. Die Unterlappengefäße sind unscharf gezeichnet und schlecht zu verfolgen

jedoch sehr schnell bis zum vollständigen Lungenödem durchlaufen werden. Die größten Schwierigkeiten ergeben sich radiologisch naturgemäß bei den leichter verlaufenden Frühstadien.

1. Stauungen im großen und kleinen Kreislauf.
Beim Gesunden fließt die größere Blutmenge der Schwere nach durch Lungenarterien und Venen der unteren Lungenfelder. Im Frühstadium der Herzinsuffizienz erweitern sich mit zunehmender Stauung die Gefäße der oberen Lungenlappen unter gleichzeitigem Austritt von Flüssigkeit ins perihiläre Interstitium. Entsprechend sind im Stadium I folgende radiologische Befunde zu erheben (Abb. 18–4):

a) der Querschnitt der Oberlappengefäße ist gleich oder größer als der der Unterlappengefäße;

b) schummrige oder nicht mehr definierbare Begrenzung von Hilus und perihilären Strukturen;

c) geringfügige Unschärfe der Unterlappengefäße, vor allem hinter dem Herzen.

Zur Beurteilung von Stauungssymptomen im kleinen Kreislauf ist die Seitaufnahme von besonderem Wert. Am besten läßt sich die Größe der Unterlappengefäße mit denen des Oberlappens über dem Herzen und Aortenbogen vergleichen; dies gilt vor allem dann, wenn Voraufnahmen zum Vergleich zur Verfügung stehen; da dies häufig nicht der Fall ist, wird dieses Frühstadium der Herzinsuffizienz häufig übersehen.

2. Interstitielles Ödem. In diesem Stadium übersteigt der hydrostatische den onkotischen Druck; es kommt zu Flüssigkeitsaustritt ins Interstitium, wobei vor allem die paravaskulären und parabronchialen Anteile des Interstitiums an Dicke zunehmen. Radiologische Befunde (Abb. 18–14, 18–15 und 18–16) sind:

a) horizontale Streifenschatten, meist oberhalb des Sinus phrenico-costalis – Kerley-B-Linien – aber auch Kerley-A-Linien kommen vor;

b) zunehmende Unschärfe der Unterlappengefäße und perihilärer Strukturen;

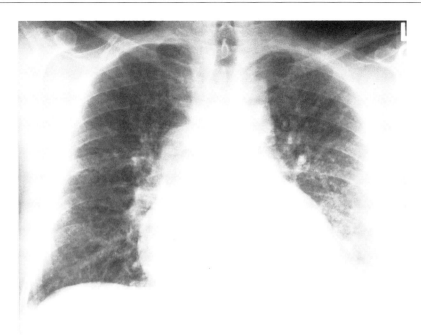

Abb. 18–16 Herzinsuffizienz mit ausgeprägtem interstitiellen Ödem. Vor allem im linken Unterlappen und kaum weniger deutlich im rechten besteht ein ausgeprägtes retikulär-interstitielles Ödem. Die Oberlappengefäße bleiben erweitert. Neben einer diffusen Kardiomegalie erkennt man eine erweiterte Vena azygos, eine Verbreiterung des oberen Mediastinums und aufgrund der Stauung in der Vena cava superior beidseits Pleuraergüsse

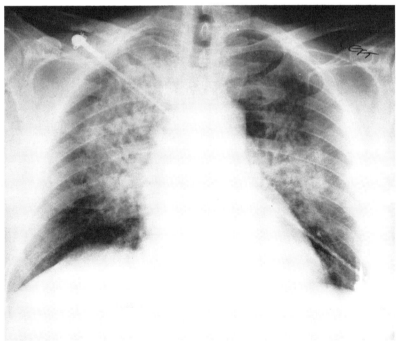

Abb. 18–17 Lungenödem. Beidseits perihilär bestehen unter Aussparung der Lungenperipherie, Lungenbasis und Lungenspitzen fledermausflügelähnlich angeordnete alveoläre Infiltrate. Beidseits findet sich ein ausgeprägtes Luftbronchogramm bei mäßiger Kardiomegalie

c) unregelmäßig retikuläre Muster (Kerley-C-Linien) und kleinste unscharfe Knötchen, vor allem in den Unterlappenfeldern. Bei ihnen handelt es sich um ein umschriebenes alveoläres Ödem;

d) Verdickung der Lappenspalten und Pleuraergüsse sind häufige Begleiterscheinungen eines interstitiellen Ödems; letztlich sind sie Manifestation eines Rechtsherzversagens.

3. **Lungenödem.** In diesem schwersten Stadium der Herzinsuffizienz übersteigt der hydrostatische Druck den Luftdruck; es kommt zum Übertritt von Flüssigkeit in die Alveolen, bevorzugt betroffen sind die Lungenbasis sowie perihiläre Bereiche; in schweren Fällen kann die ganze Lunge beteiligt sein. Radiologische Befunde (Abb. 18–17) sind:

a) alveoläres Infiltrat perihilär („Fledermausflügel") oder beidseits basal, nicht selten ausgeprägtes Luftbronchogramm;

b) ausgeprägte Unschärfe der noch erkennbaren Gefäße in allen Lungenabschnitten mit Bevorzugung der unteren Lungenfelder;

c) interstitielles Infiltrat mit Kerley-B-Linien und retikulärer Zeichnungsvermehrung in den nicht vom alveolären Infiltrat betroffenen Gebieten.

19 Pulmonale Komplikationen bei Intensivpflege, diagnostischen und therapeutischen Eingriffen

Intensivpflege

Patienten auf Intensivstation sind lebensgefährlich erkrankt. Häufig fordern lebensbedrohliche Zustände schnelle Entscheidungen. Die Röntgenthoraxaufnahme kann vor gezielter Therapie schnelle Befundänderungen, z.B. bei Atelektasen, Aspirationspneumonien, Pneumonien, Lungenembolie oder Lungenödem, aufzeigen.

Das Atemnotsyndrom des Erwachsenen (ARDS = Adult respiratory distress syndrome) ist Folge einer diffusen Schädigung der Alveolen durch Schock, Embolie, Aspiration, Infektion und Inhalation toxischer Substanzen. Die Schädigung der Alveolarwand führt zu Ödem, Atelektase und Bildung hyaliner Membranen. Radiologisch entwickelt sich Stunden bis Tage nach dem Insult ein dem Lungenödem verwandtes Bild mit diffusem Volumenverlust der Lunge. Typischer als unspezifische alveoläre Infiltrate sind weiche, milchglasartige, homogen-opaque Verschattungen mit unregelmäßig eingestreuten Aufhellungen (Abb. 19–1). Da eine Unterscheidung zwischen Lungenödem auf dem Boden einer Herzinsuffi-

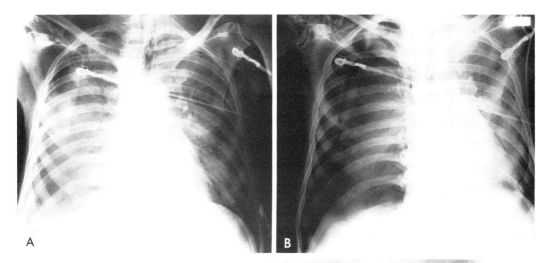

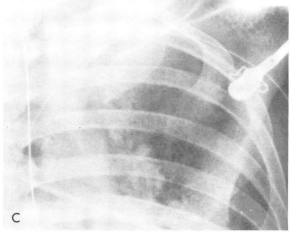

Abb. 19–1 Atemnotsyndrom des Erwachsenen (ARDS). Auf der p.a.-Aufnahme dieses Patienten mit schwerem Schädeltrauma besteht beidseits eine milchglasartige Verschattung mit geringem Volumenverlust der Lungen. Es liegen eine Nasen-Magen-Sonde, ein Endotrachealtubus und ein linksseitiger zentraler Venenkatheter. Man beachte die Homogenität des Infiltrats. Nach Beatmung mit positiv-endexpiratorischem Druck entwickelt sich ein großer rechtsseitiger Pneumothorax, ohne daß sich das pulmonale Infiltrat wesentlich verändert. Auf Zielaufnahmen des linken Oberfeldes (C) ist keine Erweiterung der Oberlappengefäße erkennbar; deutlich kommt die Zartheit des Infiltrats zum Ausdruck

zienz und ARDS radiologisch allein meist nicht möglich ist, sind klinisches Bild und die Bestimmung des Lungenvenendrucks zur Beurteilung heranzuziehen. Patienten mit ARDS müssen häufig mit positiv-endexpiratorischem Druck (PEEP) assistiert beatmet werden. Mit Änderung des endexpiratorischen Drucks verändern sich auch Lungenvolumen und die milchglasartige Trübung, ohne daß dies Rückschlüsse auf eine Besserung des Krankheitsbildes zuließe. Der radiologische Befund kann sich vollständig normalisieren; andererseits können sich Narben und Atelektasen ausbilden.

Diagnostische und therapeutische Eingriffe

Im folgenden werden die wichtigsten, mit typischen Röntgenbildern einhergehenden Komplikationen bei Thoraxeingriffen beschrieben.

Pleurapunktion

Nicht selten führt sie zum Pneumothorax; ein Hämatothorax ist selten.

Thorakotomie

1. Pneumothorax.
2. Blutungen in Pleuraspalt, Mediastinum oder Perikardraum.
3. Defekte von Perikard oder Zwerchfell, durch die es zur Herniation des Herzens kommen kann.
4. Nahtdehiszenz am Bronchialstumpf nach Pneumektomie mit Aspiration von Flüssigkeit aus dem Postpneumektomieraum in die verbleibende Lunge und nachfolgender Infektion des Operationsgebiets.
5. Infektion einschließlich Pneumonie, Empyem, Mediastinitis und Mediastinalabszeß.
6. Atelektasen, vor allem des linken Unterlappens.

Intubation und Katheterisierung von Gefäßen

Ein korrekt gelegter zentraler Venenkatheter endet in der Vena cava superior (Abb. 19–2).

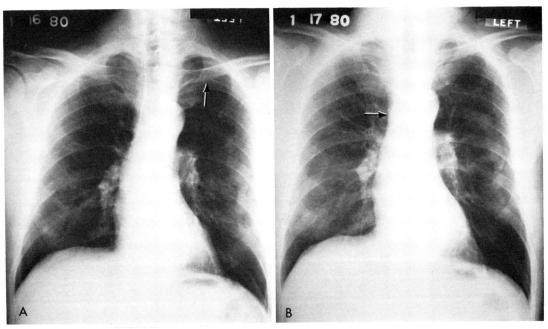

Abb. 19–2 Zentraler Venenkatheter. Auf der Erstaufnahme (A) ist der Katheter in seinem ganzen Verlauf vom linken Arm durch die linke Vena subclavia (Pfeil) bis in die linke Vena jugularis zu verfolgen. Einen Tag später (B) wurde der Katheter gewechselt; seine Spitze liegt nun in der Vena cava superior (Pfeil)

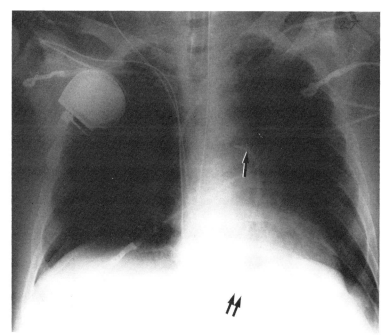

Abb. 19–3 Swan-Ganz-Katheter. Der Katheter verläuft von einer Vene des linken Arms bis in den rechten Vorhof, den rechten Ventrikel und die pulmonale Ausflußbahn. Die Spitze ruht im rechten Pulmonalishauptstamm (Pfeil). Bei diesem Patienten mit frischem Myokardinfarkt liegen ein Endotrachealtubus, ein rechtsseitiger Schrittmacher mit kaum sichtbarer Elektrodenspitze in der rechten Herzspitze (Doppelpfeil), daneben Drähte eines Monitors

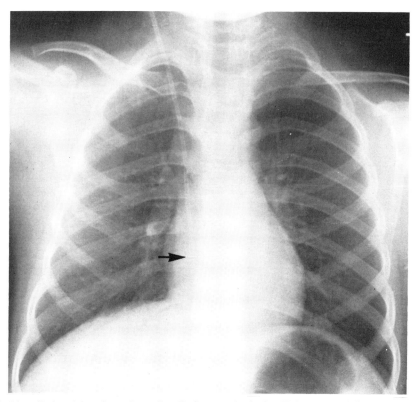

Abb. 19–4   Ventrikuloatrialer Liquorshunt. Der Katheter verläuft über Halsvenen und die Vena cava superior in den rechten Vorhof

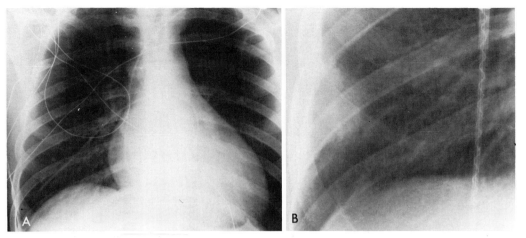

Abb. 19–5 Distaler Swan-Ganz-Katheter mit Lungeninfarkt. Der Katheter verläuft vom linken Arm durch den rechten Ventrikel in die rechte Lungenunterlappenarterie. Einige Tage später besteht auf der Zielaufnahme des rechten Unterfeldes eine kleine periphere Verdichtung mit geringer Pleuraverdickung und konvexer Begrenzung zum Hilus, wie dies für kleine Lungeninfarkte typisch ist

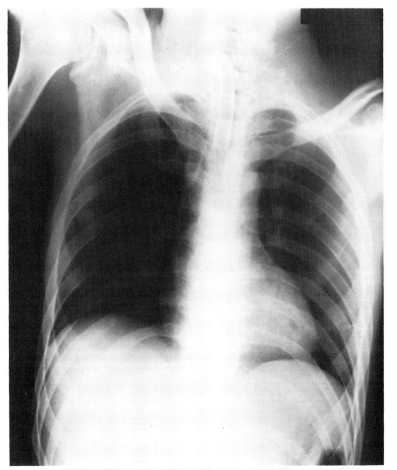

Abb. 19–6 Liegende Trachealkanüle und Ventrikuloperitonealer Shunt. Die Trachealkanüle liegt korrekt. Der Liquorshunt läßt sich von rechts oben bis über das Mediastinum verfolgen; seine Spitze wird unter der rechten Zwerchfellkuppel nicht sichtbar

Ein Swan-Ganz-Katheter muß im linken oder rechten Pulmonalishauptstamm liegen (Abb. 19–3).

Die Spitze einer Liquordrainage muß im rechten Vorhof liegen (Abb. 19–4).

Komplikationen beim Legen dieser Katheter können auch ohne radiologisch sichtbare Katheter (einige wurden vor Aufnahme entfernt, andere sind nicht schattengebend) nachweisbar sein. Zu den Komplikationen gehören:

1. Pneumothorax,

2. Pleuraerguß,

3. Mediastinalverbreiterung durch Infusionsflüssigkeit,

4. Lungeninfarkt durch blockierenden Swan-Ganz-Katheter oder Embolien durch von der Katheterspitze abgeschwemmte Gerinnsel (Abb. 19–5),

5. Obstruktion der Vena cava superior durch Thrombose,

6. Blutungen aus einem verletzten Gefäß oder dem Herzen in das umgebende Gewebe.

Intubation und Tracheostomie

Die Trachea kann durch Arrosion, narbige Einengung oder durch die Tubusspitze bzw. Druck des Ballons beschädigt werden (Abb. 19–6).

Ein schlecht liegender Endotrachealtubus kann die Larynxschleimhaut beschädigen oder eine der Lungen (meist die gesamte linke Lunge oder den rechten Oberlappen) verlegen und damit Atelektasen und interstitielle Pneumonien herbeiführen (Abb. 19–7).

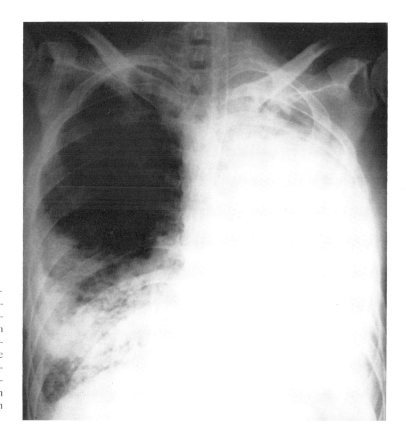

Abb. 19–7 Endotrachealtubus im rechten Hauptbronchus. Die Spitze dieses Endotrachealtubus liegt ca. 2 cm unterhalb der Karina im rechten Hauptbronchus. Die linke Lunge ist ebenso wie der rechte Unterlappen massiv infiltriert, während die rechten oberen Lungenfelder deutlich überbläht sind

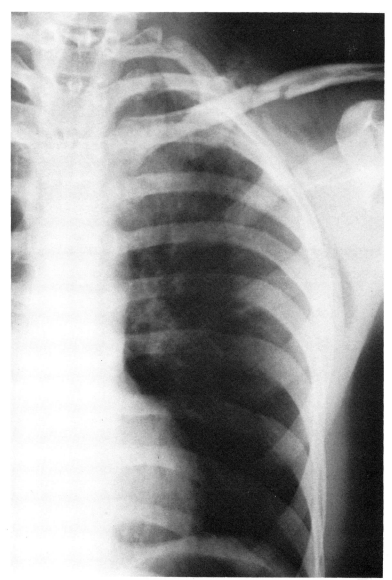

Abb. 19–8 Interstitielles Emphysem und Pneumomediastinum. Auf der Zielaufnahme des linken oberen Lungenfeldes erkennt man in den Weichteilen der Schulter Luft, die, die Lunge überlagernd, irreguläre Infiltrate vortäuscht. Die am weitesten nach medial reichenden Aufhellungen sind wahrscheinlich durch bis in das Mediastinum vordringende Luft bedingt

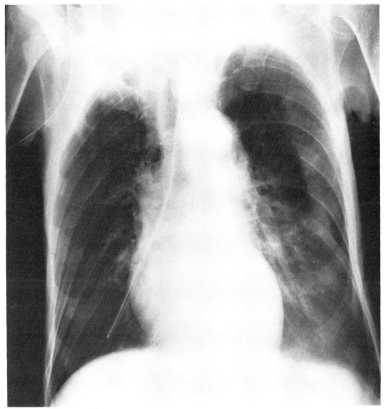

Abb. 19–9 Nasen-Magen-Sonde im rechten Bronchialbaum. Die Spitze dieser Nasen-Magen-Sonde wurde unsachgemäß über Larynx und Trachea bis in einen distalen Bronchus des rechten Unterlappens vorgeschoben

Mit positiv-endexpiratorischem Druck beatmete Patienten können bei Druckschädigung des Alveolarepithels ein interstitielles Emphysem entwickeln (Abb. 19–8). Diese Luft kann bis ins Mediastinum und von dort ins Subkutangewebe der Halsweichteile, in den Peritonealraum, das Retroperitoneum und den Pleuraraum vordringen. Ein hieraus resultierender Pneumothorax ist bei Patienten mit bereits schwerer Beeinträchtigung der Atmung lebensbedrohlich.

Nasen-Magen-Sonden und Ösophagoskopie

Die Perforation des Ösophagus führt zum Mediastinalemphysem (Abb. 19–8) und vielfach zur Sekundärinfektion. Die Spitze der Nasen-Magen-Sonde muß im Magen liegen; mündet sie in der Speiseröhre, wird Sondernahrung vom bewußtseinsgetrübten Patienten aspiriert.

Gelegentlich werden Nasen-Magen-Sonden in die Trachea vorgeschoben (Abb. 19–9).

Komplikationen von Wiederbelebungsmaßnahmen

1. Rippen- oder Brustbeinfrakturen,
2. Pneumothorax,
3. Einrisse an Herz oder Gefäßen,
4. Milzruptur.

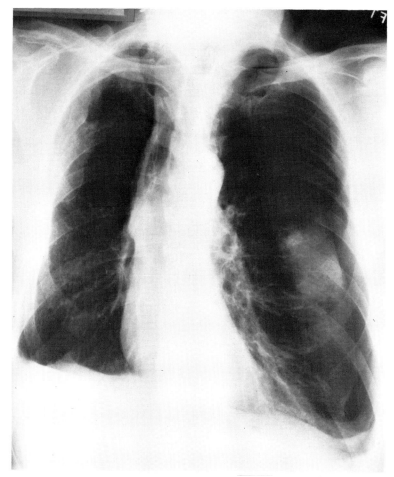

Abb. 19–10 Pneumothorax und umschriebene Blutung nach transthorakaler Nadelbiopsie. Es besteht ein linksseitiger, etwas unter Druck stehender Pneumothorax. Bei der Verdichtung in der Peripherie des linken mittleren Lungenfeldes handelt es sich um eine Blutung; sie umgibt einen Knoten, der unter Durchleuchtung transthorakal biopsiert wurde; es handelt sich um ein Bronchuskarzinom

Transbronchiale und perkutane Nadelbiopsie der Lunge

Nach beiden Eingriffen kann es zum Pneumothorax kommen (Abb. 19–10). Blutungen ins Lungenparenchym führen zu Verdichtungen, die pneumonischen Infiltraten zum Verwechseln ähneln können.

Mediastinoskopie

Eine versehentliche Biopsie eines Gefäßes kann eine Blutung ins Mediastinum mit diffuser oder tumoröser Aufweitung des Mediastinums nach sich ziehen.

Herzschrittmacher

Die Elektroden sollten vom Schrittmacher ohne Knickbildung bis zur Insertionsstelle zu verfolgen sein.

Bei transthorakalen Schrittmachern verlaufen die implantierten Elektroden durch das Epikard in die Muskulatur des linken Ventrikels. Bei transvenösen Schrittmachern sollten die Elektroden im Trabekelwerk der Spitze des rechten Ventrikels fixiert sein. Zur Sicherung dieser Lokalisation sind p.a.- und Seitaufnahmen (Abb. 19–11 und 19–12) erforderlich.

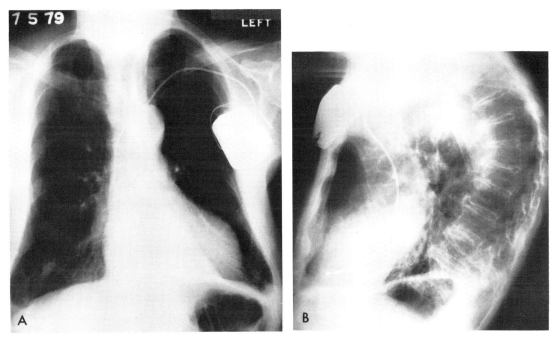

Abb. 19–11   Transvenöser Herzschrittmacher. Auf der p.a.- (A) und seitlichen Aufnahme (B) führen Elektroden vom linksseitigen Herzschrittmacher transvenös über den rechten Vorhof korrekt bis ins Trabekelwerk des rechten Herzens. Man beachte vor allem die Position der Elektrodenspitze auf der seitlichen Aufnahme (B) nahe der Herzspitze

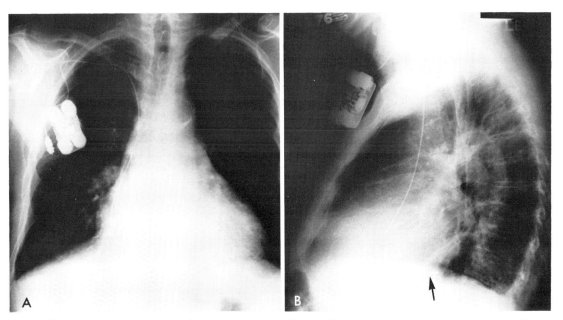

Abb. 19–12   Transvenöser Herzschrittmacher mit Fehlposition der Elektrodenspitze. Auf der p.a.-Aufnahme (A) scheint die Elektrodenspitze über die Spitze des rechten Ventrikels hinaus nach links zu laufen. Dieser Eindruck wird auf der seitlichen Aufnahme (B) bestätigt; die Elektrodenspitze (Pfeil) reicht weit nach hinten; sie liegt deutlich im Bereich des linken Ventrikels

20 Spezielle Untersuchungsmethoden der Thoraxradiologie

Bronchographie. Sie liefert die besten Aufnahmen der beiden Haupt-, der Lappen- und Segmentbronchien unter Verwendung eines die Bronchialwand benetzenden Kontrastmittels (Abb. 20–1). Obwohl nur in begrenztem Maße angewandt, bleibt sie die Methode der Wahl zur präoperativen Dokumentation von Bronchiektasen.

Bronchoskopie. Bronchoskopie mittels Fiberoptik wird, um die Position des Bronchoskops zu röntgenologisch sichtbaren Veränderungen beurteilen zu können, am besten unter Durchleuchtung durchgeführt. Bronchuslavage und Gewebsentnahme unter Sicht sollten ebenfalls unter Bildwandlerkontrolle erfolgen.

Biopsie mit der Rotex-Nadel. Die schraubenähnliche Biopsienadel wird unter Bildwandlerkontrolle in die korrekte Position gebracht und das Gewebe durch einen überzuschiebenden Zylinder abgetrennt. Das Biopsiematerial ist meist aussagekräftig. Da das Verfahren jedoch bei Punktion zentraler Lungenanteile mit erheblicher Morbidität und Mortalität aufgrund von Gefäßverletzungen und damit bedingter Blutungen (Abb. 19–10) belastet ist, sollte diese Methode nur bei pleuranahen und soliden Veränderungen zur Differentialdiagnose herangezogen werden.

Feinnadelbiopsie. Die Spitze der 18- bis 23-gauge-Nadel wird unter Durchleuchtung in das krankhaft veränderte Gebiet vorgeschoben. Die diagnostische Ausbeute beträgt bei malignen Erkrankungen 75–90%, bei entzündlichen Erkrankungen liegt sie etwas darunter. Das Verfahren läßt sich, wenn es von einem erfahrenen Diagnostiker durchgeführt wird, bei allen pulmonalen Fragestellungen ohne wesentliches Risiko (Mortalität unter 0,1%) anwenden. Bei mediastinalen und hilären Läsionen können mit dieser Technik Proben entnommen werden, ohne daß, selbst bei falsch geführter Nadel, lebenswichtige Strukturen des Mediastinums verletzt werden. Bei 0,5–20% der Patienten wird im Anschluß an den Eingriff eine Saugdrainage erforderlich. Eine ernste, wenn auch seltene Komplikation der Feinnadelbiopsie sind starke Blutungen, die in Ausnahmefällen ein chirurgisches Eingreifen erzwingen. Am größten ist die Gefahr zu starker Blutungen bei Biopsie kavernöser Läsionen.

Lungengefäßangiographie. Sie ist Methode der Wahl bei Lungenembolie und Verletzungen der Lungenstrombahn (Abb. 20–2).

Thorakale Aortographie. Mittels der Aortographie lassen sich kongenitale Anomalien, echte und dissezierende Aneurysmen, Verletzungen oder Verschlüsse großer Arterien nachweisen.

Bronchialarteriographie. Diese Methode findet gegenwärtig in erster Linie Anwendung als Teil von Embolisierungsmaßnahmen bei lebensbedrohlicher Hämoptyse.

Phlebographie. Zum Nachweis von Kompression, Verschluß und Anomalie der großen Venen wird Kontrastmittel durch Hochdruckinjektion über eine Armvene oder mittels Katheter eingespritzt.

Perfusionslungenszintigraphie (Q-Scan). Peripher intravenös injizierte radioaktiv markierte Makrokolloide (z. B. mit Tc 99 m) reichern sich in den Lungenkapillaren an. Die Aktivitätsverteilung in der Lunge gibt Auskunft über die Lungendurchblutung.

Ventilationsszintigraphie. Inhalation eines radioaktiven Gases (z. B. Xenon 183), dessen Verteilung szintigraphisch dargestellt wird; minderbelüftete Gebiete sind durch mangelnde Aktivitätsanreicherung erkennbar.

Gallium Scan. Dieses Radionuklid reichert sich in zahlreichen Tumoren und in hochgradig entzündlichem Gewebe an; nützliches Verfahren zur Differenzierung ungeklärter Befunde.

Herzbinnenraum-Szintigraphie. Methode zur Darstellung des Ventrikels und herznaher Gefäße durch intravenöse Injektion radioaktiv markierter Partikel (Humanalbumin oder patienteneigene Erythrozyten mit Technetium 99 m). Jüngste methodische und technische Verbesserungen erlauben es vielfach, auf Standardangiogramme zu verzichten.

Digitale Subtraktionsangiographie (DSA). Lungen- und andere Körpergefäße lassen sich nach Injektion von Kontrastmittel in eine beliebige periphere Vene durch computerisierte Subtraktionsverfahren darstellen. Ein vor Injektion angefertigtes und gespeichertes Bild eines Gebiets wird vom Bild nach Injektion subtrahiert; so

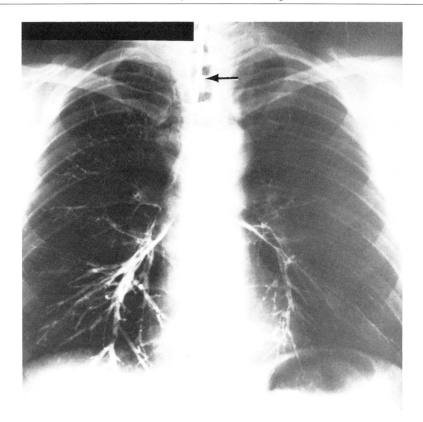

Abb. 20–1 Normales Bronchogramm. In Trachea und Bronchialbaum ist mittels eines innerhalb der Trachea sichtbaren Katheters (Pfeil) ein Kontrastmittel eingebracht worden. Es kleidet die Hauptbronchien beider Seiten und einige distale Bronchien, vor allem des rechten Unterlappens, aus. Durch Umlagerung des Patienten fließt Kontrastmittel der Schwere nach auch in andere Segmentbronchien

bleiben allein die kontrastgefüllten Gefäße sichtbar. Da die hierbei gewonnene Aufnahme bei Bewegungsunschärfe nicht so kontrastreich wie die selektive Pulmonalarteriographie (Abb. 20–2) ist, wird dieses Verfahren für intrathorakale Strukturen nur begrenzt angewandt; es eignet sich für viele Anomalien und krankhafte Veränderungen der Thoraxwand und anderer Gebiete, z. B. des Halses, der Extremitäten usw.

Computertomographie (CT). Das vom Computer errechnete Bild jeder beliebigen Körperebene (axial, frontal sagittal oder schräg) entsteht durch einen den Patienten in einer Ebene in verschiedenen Winkeln durchdringenden, schmalen Röntgenstrahl, aus dessen Absorptionswerten der Computer Bildpunkte unterschiedlicher Dichte errechnet, die sich auf einem Bildschirm zum Tomogramm zusammenfügen; zur Archivierung wird es mit einer Sofortbildkamera (siehe Abb. 13–5) festgehalten. Das Verfahren hat für die

Beurteilung von Mediastinum und Thorax zunehmend an Bedeutung gewonnen.

Ultraschalldiagnostik. Mit Ultraschallverfahren lassen sich Pleuraergüsse bestätigen und präzise lokalisieren. Die Echokardiographie erlaubt Herzklappen, Myokarddicke und Erkrankungen des Perikards oder der großen Gefäße zu beurteilen.

Kernspintomographie (KST). Der Patient wird in ein magnetisches Feld verbracht und die kernmagnetische Resonanz bestimmter Moleküle (z. B. Wasserstoff) ausgesondert, gespeichert und hieraus mittels Computer die Konzentration der angeregten Substanz in einem bestimmten Gebiet errechnet. Das Verfahren hat den Vorteil, physiologische Vorgänge zu erfassen und als bildgebendes Verfahren ohne Strahlenbelastung des Patienten auszukommen.

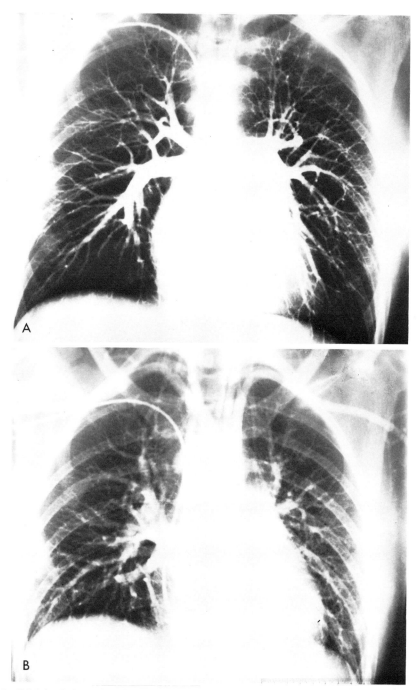

Abb. 20–2 Selektive Pulmonalarteriographie mit Darstellung der Arterien in der Anflutungsphase und nachfolgendem Phlebogramm. Durch einen Katheter, dessen Spitze (nicht sichtbar) im Pulmonalishauptstamm liegt (B), wird wasserlösliches Kontrastmittel eingespritzt (A). Auf der Folgeaufnahme füllt das Kontrastmittel die Lungenvenen; ein Teil ist bereits über den linken Ventrikel in die großen Arterien gelangt. Man beachte die inferiore Lage der Lungenvenen im Verhältnis zu den Lungenarterien

Glossar

Alveoläres Infiltrat. Dieser Begriff bezieht sich auf abnorme Dichtezunahme durch Kollaps oder häufiger durch Füllung von Alveolen und kleineren Bronchien mit z. B. Blut, Eiter, Wasser, seröser Flüssigkeit oder Zellen. Es zeichnet sich, wenn es nicht an Pleura grenzt, durch unscharfe Ränder aus; charakteristisch sind segmentale Verteilung und Luftbronchogramm.

Atelektasen. Kollaps und Volumenverlust sind Synonyme. Kleinste Atelektasen imponieren als streifige, nicht immer horizontal verlaufende Verdichtungen, sogenannte Platten-, Streifen- oder Subsegmentatelektasen. Bei Atelektase ganzer Lungenlappen oder einer Lunge besteht in der Regel gleichzeitig ein Infiltrat, das zur Dichtezunahme beiträgt. Die Diagnose Atelektase darf ohne Nachweis eines Volumenverlusts, kenntlich an einer Verlagerung des Lappenspalts, des Mediastinums oder eines Hilus, nicht gestellt werden. Zwerchfellhochstand und Verschmälerung der Interkostalräume können den Verdacht auf eine Atelektase stützen.

Aufhellungen. Erhöhte Strahlentransparenz umschriebener Bereiche auf der Röntgenthoraxaufnahme, die sich in verstärkter Schwärzung des Röntgenfilms äußert. Im Bereich der Lunge kann dies durch Air trapping, Zerstörung von Lungengewebe oder verminderte Blutzufuhr bedingt sein. Umschriebene Aufhellungen können darüber hinaus durch Artefakte, Lagerungsfehler und Weichteilanomalien hervorgerufen werden.

Blase (bulla). Anormale Lufträume können, müssen aber nicht, mit einem allgemeinen Lungenemphysem einhergehen.

Extrapleural. Alles, was außerhalb der Pleura parietalis und visceralis liegt und an die Lunge grenzt, ist extrapleural. Augenfälligstes Beispiel hierfür ist das Herz. Da sowohl normale wie anormale Strukturen dieser Region durch beide Pleurablätter von den Lungen getrennt sind, werden ihre Grenzen glatt und scharf gezeichnet.

Gemischt alveolär-interstitielle Lungenerkrankungen. Diese Begriffe werden häufig auf diffuse Lungenerkrankungen angewandt, die sich der Zuordnung zu bestimmten Mustern wie alveolärem oder interstitiellem Infiltrat entziehen oder wenn Elemente verschiedener diffuser Lungenerkrankungen beim gleichen Patienten vorliegen.

Infiltrat. Schlecht abgrenzbare, anormale pulmonale Verdichtung, die in Pleuranähe scharf begrenzt wird. Ein verwirrender Begriff, da er von einigen generell auf jede Lungenverschattung angewandt wird, während andere ihn als Synonym für alveoläres Infiltrat benützen.

Interstitium. Eigentliches Lungenparenchym, bestehend aus Alveolarwandungen, Septen, broncho-vaskulären Strukturen und Pleura, im Gegensatz zu den lufthaltigen Hohlräumen der Lunge. Diffuse Lungenerkrankungen sind durch eine Beteiligung dieser Gewebe gekennzeichnet.

Kaverne. Im Gegensatz zur Blase geschwürige Hohlraumbildung in der Lunge. Dicke und Unregelmäßigkeit der Wandung unterscheiden sie von der Bulla.

Kerley-Linien. Jede Verdickung der Interlobärsepten macht diese als schmale, gerade verlaufende Verdichtung, vornehmlich in der Peripherie der Lungenbasen (Kerley-B-Linien), sichtbar; sie sind Hinweis auf eine Mitbeteiligung des Interstitiums.

kVs (englisch kVP – peak: Spitze), Maß der Scheitel- oder Spitzenspannung in Kilovolt zur Unterscheidung von kV_{eff} = Effektivspannung; eine Erhöhung dieses Faktors führt zu härteren Röntgenstrahlen und erhöhter Gewebspenetration.

Luftbronchogramm. Von Felson zuerst beschriebenes Zeichen. Gewöhnlich sind auf Thoraxaufnahmen Trachea, beide Hauptbronchien und gelegentlich die Ursprünge der Lappenbronchien als luftgefüllte, tubuläre Strukturen sichtbar; die Luft kleiner Bronchien bildet meist keinen negativen Kontrast. Nur bei umgebender Verdichtung können sie als tubuläre oder sich verzweigende Aufhellung in Erscheinung treten.

Lungenödem. Radiologisch diffuses, bilaterales, alveolär-interstitielles Infiltrat durch Austritt seröser Flüssigkeit ins Interstitium und die Alveole. Vergleichbare Röntgenbefunde können auch durch alveoläre Füllung mit anderen Materialien hervorgerufen werden.

Lungenwurzel (Hilus). Dieser unregelmäßig begrenzte Teil des Mediastinums wird normalerweise durch schattengebende Anteile der Bronchien, vor allem jedoch durch die zentralen Pulmonalarterien gebildet. Andere Gewebe, wie Lymphknoten, sind meist so klein, daß sie gewöhnlich nicht in Erscheinung treten.

mA – Milliampere. Maß der Stromstärke: Elektrizitätsmenge, die pro Sekunde durch den Querschnitt eines Leiters – die Röntgenröhre – fließt. Stromstärke und Dauer des Stromflusses bestimmen die Menge der emittierten Röntgenstrahlen. Eine Erhöhung dieses Faktors führt zu vermehrter Strahlenbelastung des Patienten und stärkerer Schwärzung des Films.

Mediastinal liegen alle Strukturen oder Läsionen des Mittelfells zwischen den Lungen. Solange die Lungen nicht von einem mediastinalen Tumor infiltriert werden, liegen die mediastinalen Läsionen extrapleural und grenzen sich deshalb scharf gegen die Lunge ab.

Miliar. Diffuse Lungenerkrankung in Form zahlloser sehr kleiner, hirsekorngroßer Verdichtungen.

Pleural liegen alle krankhaften Veränderungen, die von der Pleura ausgehen oder im Pleuraraum liegen. Meist handelt es sich um freie oder abgekapselte Ergüsse.

Pneumothorax. Freie Luft im Pleuraspalt; zusätzlich häufig kompliziert entsprechend den deskriptiven Zusatzbezeichnungen: Hydro-, Pyo-, Hämo-, Chylo-Pneumothorax oder Ventil- bzw. Spannungspneumothorax.

Retikulär. Feinnetziges Verzweigungsmuster, insbesondere in der Lungenperipherie; Hinweis auf Mitbeteiligung des interstitiellen Lungengewebes.

Segmental. Begrenzt auf einzelne bronchopulmonale Segmente. Ein segmentales Verteilungsmuster weist auf einen Befall des Segmentbronchus, in der Regel im Rahmen eines entzündlich-infiltrativen Prozesses, oder auf einen Befall segmentaler Gefäße hin.

Silhouetten-Zeichen (Felson). Normalerweise besteht an den Berührungsflächen zweier Gebiete unterschiedlicher Dichte, wie z.B. zwischen Herzschatten und Lunge, eine scharfe Begrenzungslinie. Eine verminderte Belüftung der Lunge, meist durch entzündlich-infiltrative Prozesse, läßt diese in der Regel scharf gezeichnete Grenzlinie verwaschen erscheinen oder gar verschwinden; es erlaubt eine genauere Lokalisation krankhafter Veränderungen. Nahe dem Herzen oder Zwerchfell ist das Silhouetten-Zeichen häufig der einzig verläßliche Hinweis auf infiltrative Veränderungen.

Literatur

Einführende Literatur

1 *Felson, B.:* Chest Roentgenology. Saunders, Philadelphia, 1973
2 *Squire, L. F.:* Fundamentals of Roentgenology. Rev. ed. Cambridge, Harvard University Press 1975
3 *Thompson, T. T.:* Primer of Clinical Radiology. Little, Brown, Boston, 1980

Lehrbücher

1 *Fraser, R. G., J. A. P. Paré:* Diagnosis of Diseases of the Chest, 2nd edition in 4 vols. Saunders, Philadelphia, 1977–79

Hinweise zur Differentialdiagnose

1 *Lillington, G. A., R. W. Jamplis:* A Diagnostic Approach to Chest Diseases, 2nd edition. Williams und Wilkins, Baltimore, 1977

2 *Reed, J. C.:* Chest Radiology: Patterns and Differential Diagnoses. Year Book Medical Pubs., Chicago, 1981

Literatur zu speziellen Untersuchungsmethoden

1 *Sagel, S. S.:* Special Procedures in Chest Radiology (SMCR, vol. 8). Saunders, Philadelphia, 1976
2 *Kreel, L.:* Computed tomography of the lung and pleura. Seminars in Roentgenology 13 (1978) 213
3 *Heitzman, E. R., R. L. Goldwin, A. V. Proto:* Radiological analysis of the mediastinum utilizing computed tomography. Seminars in Roentgenology 13 (1978) 277

Register

Kursiv gedruckte Zahlen geben die Seitenzahl der Abbildung an; von einem T gefolgte Zahlen geben die
Tabellen an.

„Abschmelzen" bei Lungeninfarkt *83*
Abszeß, lobär mit zentraler Kaverne *30*
– subphrenisch *57*
Adenokarzinom *69, 74*
Adenom, Bronchial- *75, 76*
Air trapping, vermehrte Lungentransparenz
  und 31, *33*
allergische Alveolitis *24*
Alpha-1-Antitrypsinmangel 31
alveoläres Infiltrat, Definition 127
– diffuses alveoläres Infiltrat, alveoläre Proteinose *13*
– kleinfleckiges Infiltrat 12, *14*
Alveolitis, allergische *24*
Aneurysma, der aszendierenden Aorta *51*
– des linken Ventrikels *102*
Angiographie bei Lungenembolie 82, *84, 85*
– der Lunge 124, *126*
– *digitale Subtraktions-* 124
– *Radionuklide bei* 124
Aorta, dissezierendes Aneurysma der 103, 104
– Erkrankung der 100–105, *104,* 106
– Isthmusstenose der *104,* 105, *106*
– Pseudoaortenisthmusstenose der *104*
Aortenbogen, rechter 100, *100*
Aortographie, thorakale 124
a.p.-Thoraxaufnahme 1, *1, 2*
– harte 3, *3*
Artefakte in den Lungenspitzen 39
– Plattenfehler *7, 8*
Arterien, Arteria brachio-cephalica 103–104, *104–106*
– Arteria pulmonalis, Stauung der 44, *45*
Arteriographie, selektive Pulmonal- 124, *126*
Arteriosklerose bei Erkrankung des Mediastinums 49
Asbestexposition, Zigarettenrauchen und 94
– Pleuraveränderungen durch 60, *61,* 65, *66*
Asbestose 23, *27, 65,* 94–97, *97*
Aspiration 96–99, *98,* 99, 124
– bei Ertrinken 99, *99*
– von Kontrastmaterial 99
– von Mageninhalt *97, 98*
– von Nasenrachensekreten 96, *97*
– von Speisen und Getränken 97
Atelektase 19–22, *20–22,* 70, 127
– durch Lymphknotenvergrößerung *22*
– lobär durch Fremdkörper *20*
– durch Neoplasien 20, *21*
Atemnotsyndrom des Erwachsenen (ARDS) 115, *115*
Atherosklerose siehe Arteriosklerose *49*
Aufhellung, Definition 127
azygos, vena *101,* 105

Biopsienadeln *122,* 124
Blasen 31, *34,* 35
– Lungenspitzen- 39, *40*
– Definition 127
Blutungen 14, *122*
– fibrosierend bei Mediastinalerkrankungen 50
Bronchiektasen, zystische 35, *36, 37*
Bronchitis, chronische 31, *32*
Bronchographie 124, *125*
Bronchoskopie 124
Bronchus, Hilustopographie *45*
Bullae 31, *34,* 35, 127
– apicale 39, *40*
– Differentialdiagnose der 35

capping, apical 39, *40*
Chronisch obstruktive Lungenerkrankungen
  (COPD) 31–35, *32–34,* 110
Computertomographie *72,* 125
– Anwendung von 6
– Lungenembolie und 82
– Lungentumoren und *72, 73,* 74
– Metastasen, lymphogene, und *78*

Durchleuchtung zu Bewegungsstudien intrathorakaler
  Strukturen 5

Embolie der Lungenarterien siehe Lungenembolie
Embolie, septische *30*
– kavernöse Läsionen und *37*
Emphysem 31, *32–34,* 61, *88*
– interstitielles *120*
– subkutanes *48*
Erguß, Perikard- 109
– Pleura- 60, *62–64*
– granulomatöse Erkrankungen und 87
Ertrinken 99, *99*
extrapleural, Definition 127

Fibrose, interstitielle der Lunge 26, *26, 27*
– nach Bestrahlung 39, *41*
Fremdkörper, Atelektase durch *20*
– Transparenz, vermehrte, bei *32*

Galliumscan 124
Gefäßerweiterung, Hilusvergrößerung und 44, *45*
Goodpasture-Syndrom *14*
Granulom bei Histoplasmose *29*
granulomatöse Erkrankungen 39, *40,* 86–93, *86–93,*
  89 T, 103 T
– Epidemiologie der 89 T
– Pleuraerguß und 87

Hampton's hump 82, *83*
Hautläsionen, Röntgenthoraxaufnahme und 7, *8, 9*
Hernien des Zwerchfells *52*, 55, *59*
– angeborene *59*
– Hiatus- *52*
Herz, kongenitale Erkrankungen 100, *100*
– Ventrikelerweiterung 100, *101*, 102, *102*
Herzinsuffizienz 44, 110, *110*, 113, 114
Herzschrittmacher 122, *123*
Herzsilhouette 6
Herzvorhöfe *101*, 102, *103*
Hilus, Definition des 128
Hilusanatomie 45
Hilusverbreiterung 44–46, *45, 46*
– beidseitig 44–46, *45, 46*
– einseitig 46
Histoplasmose 87, 88, 89 T, *90*
Hochdruck, pulmonaler 44, *45, 111*
Hodgkin-Erkrankung *41*, 80, *80, 81*

Iatrogene Erkrankungen bei Intensivpflege 115–123, *115–123*
Infarkt, Lungen-, Swan-Ganz-Katheter *117*
Infiltrat, alveoläres 12–18, *13–18*
– Definition des 12, 127
– interstitielles 43, *43*
Inspiration bei Aufnahme 6
Intensivpflege, iatrogene Erkrankungen bei 115–123, *115–123*
interstitiell, Definition 127
interstitielle Erkrankungen 23–27
– akute *24–25*, 27
– chronische 26, *27*
Intubation, Röntgenthorax bei *118*, 119, *119*

Kardiovaskuläre Erkrankungen 100–114, *100–113*
– Aorta und Arterien bei 103–109, *104–106*
– Fehlbildungen, angeborene 100, *100*
– Herzinsuffizienz bei 110–114, *110, 111*
– Kardiomegalie bei 100–102, *112, 113*
– Katheter-Lage 116, *116, 117*, 119
– – Swan-Ganz-, Lungeninfarkt bei *118*
– Perikarderkrankungen bei 109, 110
– Vena azygos bei *101*, 105–107
– Ventrikelerweiterung bei *101, 102*, 103, *103*
– Verkalkungen bei 107–109, *107–109*
Kavernen 35, *37, 38*
– Definition der 127
– dickwandige 35, *36*
– dünnwandige 35, *36*
– infizierte 35
Karzinom siehe auch Lungentumoren, Neoplasien
– Alveolarzell- *71*, 74–75
– Oatcell- 75, *75*
– Plattenepithel- *70, 73*, 74
Kerley-Linien, Definition der 127
Kerley-A-Linien 23, *27*, 112
Kerley-B-Linien 23, *25*, 112
Kerley-C-Linien 23, 112
Kernspintomographie 125

Knorpelknochengrenze, Beurteilungsprobleme durch 9, *10*
Knoten, alveoläre 12, *14*
– Definition 127
– Hilusverbreiterung und 44, 46
– metastatische 77, *77, 79, 89*
– miliare, bei Tuberkulose 29
– mit Kaverne *37*
– tuberkulöse *89, 90*
– Tumoren und 28–30, *29, 30*
– Ursachen der 28
Kokzidiomykose, zentral exkavierter Tumor bei *37*
Kontrastmaterial, Aspiration von 99
Krebs, siehe Karzinom, Lungenkrebs, Neoplasien
Kropf *53*
kVs Definition 127

Lipom, pleurales *60*
Liquorshunt, Lage des *117, 118*, 119
Luftbronchogramm, Definition des 127
Lunge, Arterien der 44, *45*
– Biopsie der, mit der Rotex-Nadel *122*, 124
– Embolie 82–85, *83–85*
– – Angiographie bei *82, 84, 85*
– – Computertomographie bei *72, 73*, 74
– – Perfusionsszintigraphie bei 82, *85*
– – Ventilationsszintigraphie bei 82, *85*
– Erkrankungen der, extrapleurale pleuralen Erkrankungen gegenübergestellt 68, *68*
– gemischt alveolär-interstitielle, Definition 127
– Honigwaben- 23, 26, *26*
– rheumatoide Erkrankungen 43
– Farmer-, 95
– „Klimaanlagen"- 95
Lungeninfarkt, Swan-Ganz-Katheter und *117*
Lungenödem, Definition 127
Lungenperipherie, Veränderungen der 39–43, *40–43*
– seitlich 42, *42*
– Spitze, Erkrankungen der 39, *40, 42*
– Unterfelderkrankung der Lunge 9, 43, *43*
Lungenszintigraphie, Radionuklide zur 124
– Ventilations- und Perfusions-, Lungentumoren und 74
Lungentumoren, 69–76, *69–76*, siehe auch Karzinom, Neoplasien
– histologische Unterteilung der 74–75
– Computertomographie und *71, 72, 73*, 74
– Operation bei 74
– radiologische Verfahren bei insgesamt 71, *72, 73*, 74
– zytologische Untersuchungen bei 74
Lymphadenopathie, hiläre 44, *46*
– mediastinale 88, *90*
Lymphknoten, komprimierende 22
Lymphome, pulmonale 16, 79–80, *79–81*

mA, Definition 128
Mageninhalt, Aspiration von 97, *98*
Mammae, Beurteilungsprobleme durch 7, *9*
Marfan-Syndrom *104*
mediastinal, Definition 128
Mediastinoskopie 122

Mediastinum, allgemeine Verbreiterung des 47, *49*, *50–54*
– Pneumo- 47, *48*
– radiologische Unterteilung des 49
– Tumoren des 49
– umschriebene Veränderungen des 47–50, *51–54*
Mesotheliom, pleurales *65*
Metastasen, hämatogene 77, *77*
– Lungen- 77, *77, 78,* 79
– lymphogene, 77, *78*
– – Computertomographie bei *78*
– pleurale *65*
miliar, Definition 128
Miliartuberkulose 28, *29,* 86–89, *89*
Mittellappensyndrom 22
Mitralstenose *103*
Morbus Boeck, siehe Sarkoidose *46, 51,* 91, *92, 93*
Mukoviszidose *36*

Nadelbiopsie, transthorakale, 122, *122*
– Feinnadel- 124
narbige Veränderungen der Lunge 39, *39*
Nasopharyngealsekret, Aspiration von 96, *97*
Neoplasien – siehe auch Karzinom, Lungentumoren
– Asbestexposition und 94
– Atelektase durch *20, 21*
– interstitielle Erkrankungen und *25*
– Kavernen in *38*
– Knoten und Tumoren bei 28
– pleurale 60, 62, *65*
– Pleurametastasen und 65
– Verdichtungen, infiltrative bei *18*
Neurinom *54*

Ödem, alveoläres *113,* 114
– interstitielles 23, 27, *111,* 112, *113*
– Lungen-, Definition 127
Ösophagoskopie, Nasen-Magen-Sonde und 121, *121*
Operationsindikation bei Lungenkarzinomen 74

p.a.-Röntgenthoraxaufnahme 1, *1*
– harte 3, *3*
Pancoast Tumor 39, *41*
Perfusionsszintigraphie 124
– bei Lungenembolie 82, *85,* 95
Perikarderguß 109
Perikardzysten des vorderen Mediastinums *54*
Phlebographie 124, *126*
Pleura, Erguß 60, 62, *62–64*
– – granulomatöse Erkrankungen mit 87
– Erkrankungen der 60–68, *60–68*
– extrapleurale Erkrankungen und Beteiligung der 68, *68*
– Neoplasien der 62, *65*
– Pneumothorax bei Erkrankungen der 65, 66, *66, 67*
– Metastasen der 65
– Verkalkungen der *61,* 66
– Verschwartung der 60, *61*
pleural, Definition 128
Pneumokoniosen 94, 95, *95–98*
– Aspiration und 94–99, *95–99*

Pneumokoniosen, „benigne" 94
Pneumomediastinum 47, *48, 120*
Pneumonie 12, 42, *42*
– Aspirations- 96, *98, 99*
– bei granulomatösen Erkrankungen 86, 87, *87*
– Pneumokokken- 12, *15*
– Segment- *17*
Pneumonitis, allergische 95, *98*
– bei Strahlenexposition *18*
Pneumoperitoneum 58
Pneumothorax 66, *66,* 67
– Definition 128
– Spannungs- *67*
Proteinose, alveoläre, diffuses Infiltrat bei *13*
Pseudotumoren, abgekapselter Erguß 62, *64*

Radionuklide, Lungenszintigraphie und 124
retikulär, Definition 128
Rippen, Beurteilungsprobleme durch 9, *10*
Röntgenthoraxaufnahmen, a.p.- 1, *2*
– Beurteilung, systematische 11
– fahrbare Geräte für 1
– harte 3, *3*
– im Liegen 5, *5*
– p.a. 1, *1,* 3
– schräg 3, *4*
– seitlich 1, *2*
– spezielle Verfahren 124–126, *125, 126*
– überbelichtete 3, *3*
– unterbelichtete 6
– Vergleichsaufnahmen zu 11

Sarkoidose *46, 51,* 91, *92, 93*
Schichtaufnahmeverfahren 5, *7*
Schrittmacher 122, *123*
Schwannom *54*
Schwielenbildung der Lungenspitzen 39
segmental, Definition 128
Septen, Verdickung der, siehe Kerley-Linien
– Definition 127
septische Embolie, kavernöse Veränderung und *37*
Silhouettenzeichen, Definition *128*
Silikose 94, *95, 96*
Sonde, Nasen-Magen-Sonde, Ösophagoskopie und 121, *121*
Spitzenschwiele 39, *40*
– apical capping 39, *40*
– Spezialaufnahmen der 5, *6*
Stäube, mineralische, benigne Pneumokoniosen und 94–95, *96*
– organische, benigne Pneumokoniosen und 94–95, *98*
Strahlenexposition, Fibrose bei 39, *41*
– Pneumonitis bei 18
Strahlentransparenz, vermehrte, bei chronisch obstruktiver Lungenerkrankung 31–34, *32–34*
Struma *53*
Swan-Ganz-Katheter, Lage des 116, *117, 118,* 119
Swyer-James-McCloud-Syndrom *33*
S-Zeichen nach Golden *21*

Thorakotomie 116
Tomographie, computerisierte, siehe Computertomo-
  graphie *72*, 125
Trachea 1, *1*, 3, *3*
Tracheostomie *118*, 119
Tuberkulose 86–91, *86–89*
– chronische *40*
– miliare *29*
– Sekundär- *88*
Tubus, endotracheal 119, *117, 119*
Tumoren, Definition 128
Tumoren siehe auch Karzinom, Lungenkrebs, Neo-
  plasien
– Histologie von Lungentumoren 74–75
Tymom 53

Ultraschall-Untersuchungen 125

Vena azygos *101*, 105
Ventilationsszintigraphie 124
– bei Lungenembolie 82–85, *85*
Ventilmechanismus 31, *32*
Ventrikel, linker und rechter, des Herzens *101*, 102,
  102

Verkalkungen bei Asbestexposition 60, *61, 65*, 66, 94,
  97
– Eierschalen- bei Silikose 94
– granulomatöse Erkrankungen und 88, *90, 91*
– Knötchen und Tumoren mit 28
– Perikard- 107, *107–109*
– Pleura- *61*, 66
– Poppcorn- 28
Verlaufsbeobachtung radiologischer Befunde 11
Verschattungen, solide 28–30, *29, 30*
Vorhöfe des Herzens 102, *103*

Wabenlunge 23, 26, *26*
Westermark-Zeichen 82, *84*

Zentraler Venenkatheter, Lage des 116, *116*
Zigarettenrauchen, Asbestexposition und 94
Zwerchfell 55–59, *56–59*
– Anhebung des 55–59, *56–58*
– Buckelung des 55, *56*
– Hernien des *52*, 55, 59
– Lähmungen des 55, *56, 57*
Zysten 35, *36*
– Perikard- des vorderen Mediastinums *54*
zytohistologische Verfahren zur Lungenkrebs-
diagnostik 74

ISBN 3 432 **948328**